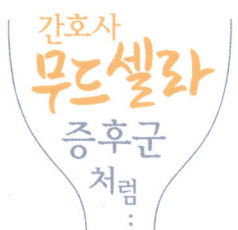

_____ 님께

_____ 드림

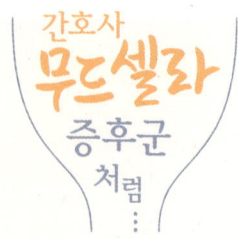

첫째판 1쇄 인쇄 | 2023년 5월 20일
        1쇄 발행 | 2023년 5월 25일

지 은 이 | 하민영
발 행 인 | 모형중
편 집 인 | 이민정
북디자인 | 이명호

발 행 처 | 포널스출판사
등   록 | 제2017-000021호

본   사 | 서울시 강북구 노해로8길 22, 3층
강북지점 | 서울시 강북구 삼양로 104, 1층
전   화 | 02-905-9671   Fax. 02-905-9670

ⓒ포널스 2023년, 간호사, 무드셀라 증후군처럼

본서는 지은이와의 계약에 의해 포널스 출판사에서 발행합니다.
본서의 내용 및 삽화 일부 혹은 전부를 무단으로 전재 및 복제하는 것은 법으로 엄격히 금지되어 있습니다.

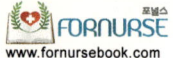
www.fornursebook.com

📖 도서 반품과 파본 교환은 본사로 문의하시기 바랍니다.
📖 검인은 지은이와의 합의로 생략합니다.

ISBN: 979-11-6627-427-5   93510
정 가: 20,000원

하민영 간호사 지음,

무드셀라
증후군 처럼 …

FORNURSE

prologue

  간호사를 생각하면 늘 가슴 한편이 먹먹하고 아리다. 20대에는 간호사가 꿈과 희망으로 인생의 전부였다. 30대에는 절대 간호사는 하지 않겠다며 병원을 떠났다. 돌고 돌아 40대에 다시 병원 간호사가 되어 간호사 생활을 시작했다. 50대엔 다시 병원을 떠났지만, 간호사를 완전히 벗어나지는 못했다.

  18년간의 간호사 생활을 하는 동안 나는 줄곧 액팅 간호사였다. 간호사는 환자 곁에 있을 때 가장 행복하다는 생각으로 병원 생활을 했다. 환자가 나의 간호를 받고 건강하게 퇴원하는 모습을 보는 것은 보람이었다. 환자의 건강이 악화되거나 죽음을 맞이할 때는 마음 아파서 혼자 눈물을 흘리기도 했다.

  20대에는 낮 밤이 바뀌는 불규칙한 3교대 근무에도 간호사의 근무환경과 근로조건이 좀 더 개선되기를 바라며 이곳저곳을 뛰어다니기도 했고, 밤 근무를 하고도 시위와 집회에 참여하기도 했다. 좀 더 나은 환경에서 제대로 된 간호를 하고 싶은 마음이었다.

대학병원에서 근무한 10여 년의 시간 동안 몸과 마음은 지쳤고 다시는 간호사를 하지 않겠다고 마음먹었지만, 병원을 떠난 지 10여 년 만에 다시 병원 간호사가 되기도 했다. 다시 병원으로 돌아갔을 때는 나이 어린 간호사의 텃세와 태움으로 힘들기도 했지만 잘 견뎠다. 그러나 코로나 광풍에 간호사로서 꿈은 또다시 꺾였다.

가끔 병원을 찾을 때가 있다. 때로는 부럽고 또 때로는 안쓰러운 간호사를 보면서 무엇을 할 수 있을지 생각했다. '18년간 간호사로 일했다면 할 말이 많지 않을까. 어떤 노하우가 있지 않을까. 정말로 간호사를 사랑하고 간호를 좋아하는 것은 아닐까. 액팅 간호사만 한 사람이 간호사를 위한 글을 쓸 수 있을까' 고민을 거듭한 끝에 액팅 간호사만 했기 때문에 오히려 간호사들이 귀 기울여 들어볼 만한 이야기가 많을 수도 있겠다고 생각했다. 그동안 간호사 경험을 담아서 브런치에 글을 올렸고 다시 정리하여 책으로 출간하게 되었다.

이 책은 간호사에게 확실한 해결책을 주는 것이 아니라 간호사로서의 경험을 나누는 것이다. 간호사가 병원에서 어떻게 일하고 있는지, 고민과 번뇌는 무엇인지, 꿈은 무엇인지를 나누고자 한다. 간호사로서 가진 사랑과 희망, 기쁨과 즐거움뿐만 아니라 고뇌와 갈등, 어려움과 슬픔, 좌절과 고통 등도 함께 담겨있다.
 책을 읽는 동안 조금이라도 공감이 되었으면 좋겠다. 때로는 위로와 위안을 주고, 격려와 응원이 되기를 바란다. 자신이 하는 간호와 노동에 대해 긍지와 자부심을 가질 수 있다면 더 바랄 게 없겠다.

 오늘도 졸린 눈을 비비고, 천근만근인 몸을 이끌며 온 병실을 누빌 간호사를 그려본다. 무엇보다 밥 잘 챙겨 먹고 아프지 않기를 바란다. 간호사로서 새로운 꿈을 꾸며 희망을 안고 불철주야 일하는 모든 간호사에게 응원의 메시지를 전한다.
 "간호사 여러분 응원합니다. 건강 합시다!"

2023년 하 민 영

무드셀라 증후군(Methuselah Syndrome)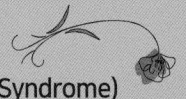

좋은 기억은 회상하고 좋지 않은 기억은 빨리 지워버리려는 퇴행심리.

괴로운 현실을 벗어나기 위한 일종의 도피심리를 뜻하는 것으로, 대게 과거에는 잘 나갔지만, 현재는 경제, 심리적으로 힘든 상황에 처해있는 사람들에게서 나타나는 증후군이다.

하지만, 무드셀라 증후군을 단순한 도피심리라고 할 수만은 없다. 때로는 과거의 아름다운 추억만을 남기려는 이러한 심리가 앞에 닥친 어려움에 대한 희망적 요인이 될 수 있다고 심리 전문가들은 말한다.

"무드셀라 증후군을 가진 사람들은 비관적인 감정에서 벗어나 현실을 극복하고 미래 계획을 수립하는 일에 탁월하다는 특징을 지닌다."

출저: https://www.sciencetimes.co.kr/news/

contents

다시 간호사가 된 좌충우돌 적응기

- 경력 단절 여성의 꿈은 정규직 … 12
- 안전한 항구에서 멀어지기 … 19
- 땀 한 방울 더 … 25
- 하인리히 법칙 … 31
- 즐거움의 근원 … 39
- 생각하는 대로 말하는 대로 … 46
- 의미 있는 하나의 증거 찾기 … 54
- 신규 간호사는 아바타 … 62
- 다양성과 유연성 … 69

간호사 환자와 함께하기

- 안 아프게 나 주세요 … 76
- 향기에 취하다 … 82
- 애처로운 눈빛 마주하기 … 89
- 타인의 고통을 이해한다는 것 … 96
- 절망이 가슴에 들어찰 때 … 103
- 오직 하나 생명 지키기 … 111
- 과잉 대응이 나아요 … 119
- 그들의 속사정 … 126
- 예방이 최선입니다 … 133
- 길을 잃었어요 … 140
- 기도는 마음속으로 … 147

코로나에서 살아남은 간호사의 활약기

- 사명감의 시작 — 156
- 감추어진 영웅심 — 163
- 넘어야 할 산 — 171
- 체험학습이 뭐예요 — 179
- 누군가에게는 — 186
- 톰 소여 효과 — 192
- 방호복 속 화투놀이 — 198
- 만나고 싶지 않아도 만나고 싶다 — 205
- 특별한 외출 — 211

간호사가 꿈꾸는 세상에서 살아보기

- 계란으로 바위치기 — 220
- 마중물 되기 — 226
- 용기와 두려움 — 233
- 병원에 투자하고 싶습니다 — 241
- 간호사가 더 이상 필요 없습니다 — 248
- 손잡아 줄게 — 255
- 내가 그의 이름을 불러주었을 때 — 262
- 나이팅게일을 꿈꾸는 아들에게 — 269
- 꿈이라기보다 삶이지 — 276

다시 간호사가 된 좌충우돌 적응기

경력 단절 여성의 꿈은 정규직

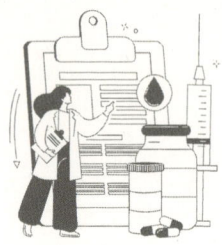

 무더운 여름 8월이었다. 하얀 블라우스에 파란색 꽃무늬가 있는 치마를 받쳐 입고, 옅은 회색 재킷을 걸쳤다. 평소에 잘 입지 않는 복장이었다. 친구가 다니고 있는 병원에 면접을 보기 위해서 집을 나섰다. 병원 규모는 300여 병상이었지만 중소병원치고 제법 큰 병원이었다. 병원은 깔끔하고 산뜻했다. 대기실에는 병원을 홍보하는 영상이 돌아가고 있었다. 국민의 건강과 행복, 휴머니즘을 추구한다는 병원의 비전을 제시했다. 병원이 휴머니즘을 중시한다는 영상은 매우 마음에 들었다. 나의 '결'과 맞다 생각하니 이 병원에 더 입사하고 싶어졌다.

 병원 취업을 결심하게 된 이유는 여러 가지가 있었다.

10여 년간 병원을 떠나 육아를 하는 동안 엄마로서 열심히 살아왔다. 아이들을 키울 때는 항상 아이들 곁에 머무를 수 있는 일자리를 구했다. 아이들이 중·고등학생쯤 되니 엄마의 손길은 덜 필요했고, 돈이 더 필요하게 되었다. 병원에 취업하게 된다면 '아이들의 학원비라도 벌 수 있으니 좋겠다.'라고 생각했다. 우리 가계의 경제 사정도 금방 더 좋아질 것만 같았다. 몇 달 쉬는 동안에도 좀이 쑤셨고, 남편의 월급은 늘 쓰기가 미안했다. 내가 일해서 번 돈으로 맘 편히 쓰고 싶었다. 40대 후반의 나이도 고려해야 했다. 자주 옮겨야 하는 불안정한 직장이나 계약직은 적응이 어려웠다. 정년이 보장되는 안정적인 직장에서 일하고 싶었다. 직장을 고를 때 정규직은 경제적인 측면과 고용안정을 위해서도 일 순위로 고려해야 했다.

"2025년 우리나라는 전체 인구 중 만 65세 이상의 고령자 비율이 20%를 넘어서는 초고령화 사회로 진입할 것이다.", "은퇴한 베이비붐 세대가 재취업에 적극적으로 나서면서 60세 이상 취업자가 20대를 앞질렀다." 등의 기사는 일자리의 절박성을 갖기에 충분했다. 뉴스는 현실이었다. 부모님은 평균수명을 넘게 사셨고, 오십이 넘은 언니 오빠들은 임금피크제로 정년을 연장하거나 다른 회사에 재취업하기도 했다. 간호사 지인 중에는 퇴직 이후

중소병원에 재취업하는 사람도 종종 있었다.

어느 직장에서 40대 후반의 아줌마를 고용해 줄지 생각해 보니 간호사 면허증으로 할 수 있는 일을 찾는 것이 가장 빠르고 손쉽게 여겨졌다. 예상은 적중하여 10여 년간 병원을 떠났던 사람에게 일자리를 그것도 정규직으로 준다고 했다. 이십 대에 대학병원에 입사할 때보다 더 기뻤다. 취업의 기쁨에 들떴고 감사하고 또 감사했다.

주변에 재취업 성공 소식을 알렸을 때 지인들은 무척 부러워했다. "간호사는 정말 좋은 직업이에요. 매우 부러워요." 이런 말을 들으니 간호사라는 것이 너무 자랑스러웠다. 일만 시켜준다면 감사할 나이에 정규직으로 제법 그럴듯한 직장에 떡 하니 취업이 되었으니, 앞뒤 재보지도 않고 무조건 잘 해낼 수 있다고 생각하는 것은 당연했다.

경력단절 여성이 정규직으로 대학 전공을 살려서 재취업하는 경우는 그리 많지 않다. 하지만 간호사는 희망하기만 하면 취업하지 못하는 사람은 없다. 다른 전공자나 직종에서는 꿈도 꿀 수 없는 일이다. 학생 때 교수님이 "간호사 면허증만 가지고 있으면 굶어 죽지 않는다."라고 예언했던 말이 딱 들어맞는다.

병원 취업 전에 해야 할 가장 중요한 일은 바닥을 쳤던 간호사로서 자존감을 회복하는 일이었다. 다행히 대학원을 다니면서 간호사로서 자존감을 되찾았다. 대학병원에 다닐 때 가졌던 간호사에 대한 나쁜 기억은 10여 년이라는 세월 동안 점차 옅어졌다. 진료를 위해 병원을 방문하게 되는 날이면 가운을 입고 간호사로 일했던 때를 추억하며 부러워하기까지 했다. 간호사에 대한 동경이 다시 새록새록 피어났다. '병원은 절대 다시는 돌아가지 않겠다.'라고 다짐했던 과거는 까맣게 잊어버렸다. 3교대 근무로 힘들었던 지난날은 오히려 아름다운 추억이 되었다.

직업에 대한 자존감을 회복한 후에는 실무에 대한 자신감을 가져야 했다. 대한간호협회에서 진행한 유휴 간호사 재취업 교육은 많은 도움이 되었다. 실무교육은 병원에 대한 막연한 두려움을 잠재워 주었다. 취업만 된다면 뭐든지 할 수 있을 것 같았다. 과거에 힘들었던 밤 근무를 하지 않는 조건이라면 뭐든 할 수 있을 것 같았다. 대학병원에서 13년 넘게 일한 경력으로 그깟 종합병원에서의 일은 아무것도 아니라고 여겼다. 다시 병원으로 돌아갈 의지와 자신감을 만 땅으로 채웠다.

자존감과 자신감 다음으로 점검해야 할 것은 간호철학이었다. 모든 직업에는 직업윤리와 철학이 있듯이 간호사라면 간호 윤리와 철학은 가장 기본이다. 어떤 마음과 철학을 가지고 간호를 하느냐가 무엇보다 중요하다. 간호는 직업으로서 생계 수단이지만, 사회참여와 자아실현의 기능이 있다. 간호는 아픈 사람을 돌보는 일이기 때문에 간호할 때 자세와 태도가 중요하다.

간호란 무엇이라고 생각하는지, 어떤 간호사가 될 것인지 등 간호 철학을 정립해야 한다. 재취업을 앞두고 간호 철학을 생각하니 간호학도로서 입문할 때 배웠던 플로렌스 나이팅게일이 떠올랐다.

나이팅게일은 어려서부터 남을 돌보는 것을 좋아했다. 귀족의 딸로 태어나 집안의 반대에도 간호사가 되었다. 크림전쟁에 참전하여 밤낮을 가리지 않고 환자를 돌봤다. 나이팅게일은 병원 환경을 개선했고, 군 의료체계를 바꿨으며, 정부의 권위주의에 맞서 싸우기도 했다. 교육기관을 세우고 책을 저술했으며, 후학을 양성하기도 했다. 환자를 돌보는 것을 넘어서 사회 제도 개선을 위해 많은 활동을 했다. 나이팅게일은 간호사였지만 선구자였으며 사회개혁가였다.

20대에 나는 나이팅게일 못지않은 선구자, 사회변혁가가 되려고 했었다. 간호사는 '봉사직'이라는 프레임에 갇히는 것을 거부했었다. 40대에 배우려는 것은 그런 것이 아니었다. 나이팅게일에게 붙여진 이름 '희생과 봉사' 중에서 '봉사'에 마음이 갔다. 봉사라는 것도 거창한 것은 아니었다. 전공을 살려 다시 일하게 된 것에 감사하며 오래 일하고 싶다는 현실적인 꿈이었다. 나이팅게일 정신을 간직한다면 현실적인 꿈을 이룰 수 있을 것 같았다.

취업 준비생이라면 자존감과 자신감, 철학 이외에 꼭 알아보아야 할 것이 있다. 특히 유휴 간호사라면 10여 년간 변했을 병원환경과 문화를 알아야 한다. 일할 병원의 근무환경과 근로조건, 업무 프로세스와 조직 시스템, 간호 업무와 업무량, 오버타임 정도, 타 병원과 비교한 근무 여건과 급여 수준 등등 꼼꼼하게 체크해야 한다.

취업할 병원에서 일했던 간호사의 경험담을 들어보는 것도 좋다. 일하는 사람을 직접 만나거나 SNS 커뮤니티에 병원과 관련한 여러 의견을 참조하는 것도 도움이 된다. 충분히 알아보고 결정해도 늦지 않는다. 그런데 나는 일하고 싶은 마음이 앞서서 '그 병원 엄청 힘들다고 하더라'는 주변 사람의 말과 커뮤니티의 의견을 무시했다. 친구가 다니는 병원이었기 때문에 귀 기울이지 않았다. 과거에 일했던 것만 생각하고 쉽게 생각했다. 의욕이 앞서서 보고 싶은 것만 보고 듣고 싶은 것만 들었다.

병원 근무환경까지 충분히 고려하지는 못했지만, 간호사로서 자존감과 자신감, 철학은 잘 간직하고 면접에 임했다. 면접 때는 자신 있고 당당하게 말했다.

"어떻게 우리 병원에 입사하게 되었나요?"라며 면접관이 입사 동기를 물었다.

"봉사하는 마음으로 일하고 싶습니다."라고 답했다.

일해야 하는 이유는 많았지만, 봉사 정신으로 일하겠다고 말했다.

이렇게 말하고 나니 진짜 봉사 정신으로 일해야겠다고 마음먹게 되었다. 마음에 촛불 하나를 켜고 '나이팅게일 선서'를 외듯이 소망했다.

'나이팅게일의 숭고한 정신을 이어가리라'

안전한 항구에서 멀어지기

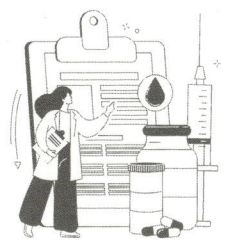

"첫인상은 정말로 중요한가요? 첫인상은 바꿀 수 없을 만큼 그렇게 영향력이 큰가요?"

우리가 사랑에 빠지는 시간은 3초면 충분하다고도 한다. 그만큼 첫 느낌은 중요하다.

유휴 간호사로서 병원에 출근한 첫날이다. 하얀 가운 대신 진한 남색 간호복으로 갈아입었다. 바지는 후크 대신 활동성이 편한 고무줄이었다. 10년 만에 다시 입는 간호복이 영 어색하고 낯설었다. 예전과 달라진 간호복을 입은 내 모습은 마치 남의 옷을 입은 듯했다.

복장을 갖추고 부서 배치를 받아 병실로 입성했다. 함께 입사한 신입 간호사는 모두 3명이었다. 수간호사가 신입 간호사가 왔음을 직원들에게 알렸다. 간호사들은 잠깐의 짬을 내기도 어려워 보일 만큼 분주히 움직이고 있었다.

찰나의 순간에도 간호사들의 표정이 눈에 띄었다. 간호사들은 하나같이 딱딱하게 얼굴이 굳어있었다. 환대까지 바라지는 않았지만, 새로운 사람에 대한 반가움은 표현할 줄 알았다. 그러나 표정 없는 간호사들에게 반가운 기색이라고는 찾아볼 수 없었고 무심했으며 경계하는 것처럼 느껴졌다. 그렇지 않아도 낯설기만 한 병원 환경에 위축되었는데, 간호사들의 표정을 보니 몸이 더 움츠러들었다. 사회생활이 처음도 아닌데 마음까지 작아지는 것은 어쩔 수 없었다. 갑자기 나이도 의식되었다. 수간호사 정도는 되어야 할 나이에 평간호사로 병동에서 일하게 되었으니 그동안 어떻게 살았는지와는 상관없이 내 처지가 부족하게만 느껴졌다.

수간호사로부터 한 시간 정도 병동 전반적인 업무에 대한 오리엔테이션을 받았다. 앞으로 일하게 될 병동은 간호간병통합서비스 병동으로 오픈한 지 한 달 되었다고 했다. 45개 병상이며 간호사와 간호조무사 인력은 다 채워지지 않았단다. 간호업무는 원래 팀(team)제로 운영되어야 하지만 인력 부족으로 펑셔널(funtional)제로 운영하고 있다고 했다.

펑셔널은 기록을 주로 담당하는 차지(charge)와 처치를 주로 담당하는 액팅(acting) 간호사로 나눠서 일하는 방식이다. 주로 인력이 부족할 때 효율적으로 일하기 위해서 선택한다. 30여 년 전 대학병원에서 신규 때 일하던 운영방식이었다. 세월이 많이 흘렀는데 아직도 펑셔널로 일한다는 것이 조금은 의아하게 생각되었다.

병동의 물품은 아직 세팅이 덜 된 부분도 있고, 들어와야 할 의료기기도 더 있다고 했다. 병동 분위기는 한눈에 봐도 어수선해 보였다. 병동 구조도 동선이 길어서 일하는 사람이 무척 힘들 것으로 예상되었다. 나이만 먹으면 느는 것이 촉이었는지 의식할 것도 없이 순간 머리에서 종소리가 울렸다. '이 병원 일하기 너무 힘들겠어. 그만둬야 하는 것 아니야?'라며 속으로 묻고 있었다.

병동에 대한 오리엔테이션을 마치고 밤 근무를 하기로 한 간호사는 퇴근을 했고, 피근무(낮에 액팅을 도와주는 근무)를 하기로 한 동기와 데이(Day)만 하기로 한 나는 그대로 남았다. 무엇을 해야 할지 모르겠는데 간호사들은 바빠서인지 아무도 우리를 신경 쓰지 않았다.

신입 간호사 둘이서 병동 스캐닝에 들어갔다. 물품의 종류와 위치를 파악했고, 기계도 이것저것 만져보았다.

10여 년 만에 만져보는 주사기, 수액 세트, 영양제, 주사와 약품, 혈압계, 혈당측정기, 응급 카트, 심전도기, 업무 카트 등등 낯설면서도 어딘가 익숙하고 감회가 새로웠다. 병원의 여러 물품들은 후각을 자극하는 병원 특유의 알코올 냄새와 함께 아련한 추억까지 불러일으켰다.

물품은 대부분 손으로 만져보니 몸이 기억하고 있다는 것을 금방 알 수 있었다. 주사기를 만질 때는 과거의 손맛이 느껴지기도 했다. 그러나 몇몇 주사제는 어떻게 세팅을 했었는지 기억나지 않았다.

간호사들의 표정에서 기가 눌리고, 나이에 주눅이 들었는데 병동의 물품을 직접 손으로 만지고 느끼면서 자신감을 다시 챙겼다. 10여 년의 유휴 기간이 있었지만 금방 잘 해낼 것이라 여기며 자신을 다독였다.

신입 간호사 둘이 병동 스캐닝을 마치고 셀프(self) 오리엔테이션을 어느 정도 마친 후에도 우리에게 관심을 갖는 간호사는 없었다. 점심시간이 훌쩍 지났는데 간호사 중 아무도 점심 먹으러 갈 생각을 하지 않았다. 간호사 스테이션을 몇 번이나 서성거렸다. "왜 밥을 안 먹는 거야? 다 먹고 살자고 하는 짓인데…"라는 말이 입 밖으로 나오려고 했다.

뒤늦게 점심을 먹고 난 후에도 신입 간호사를 불러주는 사람은 없었다. 10여 년 만에 돌아온 병원에서 무엇을 해야 할지 몰랐다. 신입 둘이서 할 수 있는 일을 찾다 컴퓨터 앞에 앉았다. 병원에 적응하기 위해서는 전산을 빠르게 익히는 것이 필요할 것 같았다. 예전 병원을 퇴사할 무렵 전산 시스템이 도입되기도 했고, 병원마다 다른 전산 시스템을 익히는 것이 중요하다는 말을 듣기도 했다.

어느덧 데이(Day)와 이브닝(Evening) 근무자의 인수인계가 끝났는지 이브닝 번이 환자의 상태를 살피기 위해 병실 라운딩(순회)을 하고 있었다. 하루 동안 배운 것이 없으니 라운딩을 따라가면 환자 파악이라도 할 수 있을 것 같았다. 라운딩하는 이브닝근무자 뒤를 따라 병실로 들어갔다. 그 순간 앞서가던 차지로 보이는 간호사가 뒤를 돌아보더니 차갑게 한마디 톡 쏘아붙였다.

"따라오지 마세요."

내 머리에서 두 번째 종이 울렸다.

'아! 정말 병원 그만둬야 하나…'

직장에서 이런 일은 처음이었기 때문에 충격이었다. 한 번도 이런 상황을 상상해 보지 않아서 어떻게 해야 할지 몰랐다. 환상적으로 좋은 구성원과 환경을 기대한 것은 아니었지만, 일할 수 있는 긍정적인 마음을 가질 수 있을 줄 알았다. 병원 입사 첫날 머릿속에서는 여기서 그만둬야 한다는 종소리가 울렸다.

포기하는 순간 핑곗거리를 찾고, 할 수 있다고 생각하는 순간에는 방법을 찾는다고 했다.

'병원에서 일하기 쉽지 않겠다.'는 두 번의 경고가 있었지만 일하고 싶었기 때문에 이유를 찾았다. 해답은 내 안에서 찾기로 했다.

좋지 않은 첫인상은 자신이 어떻게 하느냐에 따라 얼마든지 바꿀 수 있다. 잘할 수 있다는 자신감만 있으면 사소한 어려움은 얼마든지 극복할 수 있다.

지난 10여 년의 유휴 기간 놓쳐버린 사회적 지위와 커리어를 회복해야 했다. 당장 얻게 될 경제적 이득과 정규직이라는 달콤함도 거부할 수 없었다. 나이를 생각하면 일할 수 있다는 것에 감사했다. 여기서 물러난다면 10년 후 후회할지도 모른다. 지금 한 일보다 하지 않은 일로 후회하고 싶지 않았다. 그러니 더 이상 안전한 항구에 머무르지 않기로 했다. 밧줄은 이미 던져졌고 닻은 올랐다. 할 일은 오직 항해를 시작하는 것뿐이었다. 힘차게 출발!

땀 한 방울 더

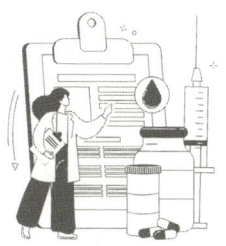

"선생님! 선생님! ○○○샘 사직서 제출했대요."
"아니, 왜요?"
"잘 모르겠는데 어젯밤에 무슨 일 있었나 봐요. 간호과장님 면담까지 했대요."

이브닝 출근을 하니 전날 함께 입사한 동기 중 한 명인 나이트 전담 간호사가 퇴사했다는 소식이 전해졌다.

병원 생활하면서 퇴사하는 동료들을 여럿 만나 왔지만 하루 일하고 퇴사하는 사람은 처음이었다. 화장실에서 옷을 벗어놓고 사라진 사람, 말도 없이 출근하지 않는 사람, 일주일도 안 되어 퇴사하는 사람 등 퇴사에 대한 요즘 세태를 듣기는 했었다.

나중에는 갑작스럽게 퇴사하는 사람들이 너무 많아서 익숙해졌지만, 처음으로 이런 일을 겪고 보니 못내 아쉬웠다. 그래서 동기의 마음을 되돌려 보려고 전화를 했다. 그녀는 이런 병원에서는 일하고 싶지 않다고 말했다. '이런 병원'이란 어떤 병원을 말하는 것인지 정확히 알 수 없었다. 막연히 동료들과 관계된 일일 것이라고 추측 했다. 결국 떠나는 사람을 붙잡지도 못하고 마음만 어수선했다. 떠날 사람은 떠나고 남을 사람은 남는 것이다. 그러니 자신이 가야 할 길은 계속 가야 했다. 뒤숭숭한 마음으로 업무를 시작할 수밖에 없었다.

이브닝 업무는 오후 2시 반부터 시작했다. 그런데 간호사들은 1시 반이면 출근했다. 나중에 보니 한 시간 일찍 출근하는 것은 당연하고 두 시간 일찍 오는 사람도 있었다. 간호사들이 자발적으로 오버타임을 하는 것은 일이 너무 많아서였다.

'아니 왜 한 시간 이상 일찍 출근하는 거야. 왜 알아서 오버타임을 하는 건데?'라며 마음속으로 동료들의 너무 이른 출근을 타박했다. 하지만 나도 부득이하게 다른 간호사들이 출근하는 시간에 맞춰 출근했다. 환경을 바꿀 수 없으니, 자신을 환경에 맞춰갈 수밖에 없었다.

병동에서 받은 공식적인 교육은 수간호사가 입사 당일 한 시간 정도 해 준 오리엔테이션이 전부였다. 간호사 인력이 부족하다는 이유로 신입 간호사 교육 없이 입사한 다음 날부터 바로 현장에 투입됐다.

'저기요. 저는 10년을 쉰 유휴 간호사라고요. 이러면 안 되는 것 아닌가요? 저는 어제 입사한 신규직원이라고요. 저에게 교육을 좀 더 해 주세요.'

마음속으로 외쳐보았지만, 입으로 나오지는 않았다. 나중에 생각해 보니 좀 더 적극적으로 표현했어야 했다. 제대로 된 교육을 해 주라고 강하게 요구했어야 했다. 이렇게 일을 시키는 것은 부당하고 위험한 일이라고 말했어야 했다.

그런데 병원은 항상 할 일이 많고 간호사가 늘 바쁜 것은 당연하다고 여겼다. 신입 간호사가 자기의 주장을 펼치기도 어렵지만, 과거의 경험은 무언가를 주장하고 요구하는 대신 현실을 빨리 순응하도록 했다. 간호사로서 정당한 권리라는 생각조차 못 했다. 경험은 약이 아니라 독이 된 것이다.

잘하고 싶다는 마음이 앞섰던 것도 있다. 경력자이기 때문에 새로운 환경에 빨리 적응하고 싶었고, 주어진 몫을 하루빨리 해치우고 싶었다. 헛된 자존심이 정당한 요구를 하지 못하게 한 것이다. 10년간 병원을 떠나있었다면 신규 간호사나 마찬가지인데 신규 간호사가 아니라 경력 간호사로 서고 싶은 무리한 욕심이었다.

신입 간호사에 대한 충분한 교육 없이 현장에 바로 투입하는 것은 여러 가지 문제를 일으킨다. 신입과 선배 간호사 모두에게 심리적 부담과 업무가 과중 된다. 이로 인해 환자에게 안전사고의 위험이나 의료서비스 질 하락이 있을 수 있다. 간호 인력이 부족하니 어쩔 수 없다고 말하는 것은 관리자나 경영진으로서 무책임한 말이다. 간호사 인력이 부족하면 병동 오픈을 미루든지 환자를 적게 입원시키든지 해야 한다. 병원 경영진이 책임지고 해결해야 할 문제다. 간호사 개인에게 책임을 전가해서는 안 된다. 그런데 현실은 모든 책임을 개인에게 떠넘기고 있다.

다행히 함께 근무한 간호사는 책임간호사로 경력과 실력을 겸비한 베테랑이었다. 신입을 잘 가르쳤고 주눅 들지 않게 교육하면서 자기 일을 잘 해냈다. 나도 과거에 병실 여기저기를 누비면서 뛰어다녔던 액팅(Acting) 간호사의 기억을 재빨리 끄집어냈다. 공상 영화에 나오는 시공간을 초월한 사람처럼 몸의 변신을 시도했다. 잠시 기억 저편으로 밀어두었던 액팅 간호사의 몸과 마음이 10년을 훌쩍 뛰어넘어 현재로 소환되었다. 몸으로 익힌 것은 잊지 않는다는 말이 맞았다. 머릿속으로 암기한 것들은 잊었으나 몸으로 익힌 것들은 잘 기억해 냈다. 정맥 주사도 한 번에 성공시키는 제법 경력자다운 손놀림을 자랑하기도 했다. '역시 경력자야. 내 실력이 어디 가겠어?'라는 자만심까지 샘솟았다. 병원 환경이란 대부분 비슷하니 금방 익숙해질 것이라고 장담했다.

두 시간이나 오버타임이 발생했으나 첫 이브닝 근무를 무사히 마쳤다. 일을 마치고 나니 잘 할 수 있다는 자신감으로 스스로 기특하고 대견하게 여겨졌다. 자정이 넘은 퇴근길임에도 피곤한 줄도 몰랐다. 새롭고 익숙하지 않은 것은 해결해야 할 과제로 시간이 약이라고 생각했다. 이제 막 시작했을 뿐이니 너무 서두르지 말자고 다독였다. 처음은 누구나 언제 어디서나 다 힘든 거니까.

하루 만에 퇴사한 동료는 잊어버렸다. 그녀도 나름대로 이유가 있었을 것이다. 며칠 일해보지 않고도 퇴사 사유는 부지기수였다. 부족한 간호사 인력, 많은 업무량, 두세 시간을 초과하는 시간 외 근무, 경직된 조직문화 등은 퇴사 사유로 충분했다.

병원에서 일하는 간호사뿐 아니라 많은 직장인은

직장생활에서 퇴사의 유혹을 느낀다. 직장인의 꿈은 퇴사라는 우스갯소리가 있을 정도로 직장을 다니는 일이 쉽지 않다. 퇴사를 결정하는 이유는 여러 가지가 있지만 중요하게는 연봉에 대한 불만족, 상사나 동료와의 불화, 조직의 분위기나 문화가 맞지 않아서 등을 꼽는다. 우리는 누구나 언젠가 한 번 퇴사한다. 그 시기만 다를 뿐이다.

직장생활을 계속하기 위해서는 퇴사하는 동료 때문에 부화뇌동(附和雷同)하지 않아야 한다. 어떤 어려움이 있어도 극복해 보자고 다짐하는 것이 좋다. 자신에게 좋은 에너지와 힘을 줄 수 있는 긍정적인 말을 건네는 편이 낫다.

'본인의 의지와 열정만 있다면 어려움은 이겨낼 수 있다. 콤플렉스도 성장과 발전의 기회가 된다. 용기 있는 결정을 한 나에게 힘을 주자. 오랜 휴식의 시간 후 시작한 병원 생활은 남들보다 땀 한 방울 더 흘리면 된다. 땀 한 방울 더!'

하인리히 법칙

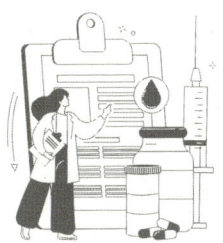

"○○○ 환자 주사 안 맞았다는데요? 확인 좀 해 주세요."

환자들의 주사가 거의 마무리 되는 시점에서 차지(Charge) 간호사가 말했다.

"그래요? 분명히 그 환자 아까 주사 놓았는데요."

환자에게 주사를 놓은 게 분명한 것 같은데 이상했다. 주사를 놓던 카트의 폐기물 통을 뒤져서 환자의 이름이 적힌 주사제 폐기물을 찾아냈다.

'여기 증거가 있잖아. 분명히 ○○○ 환자 주사 놓은 거 맞는데… 그렇다면 이건 뭐지? 잘못되었나? 그럴 일 없는데…'

그때부터 긴장하기 시작했다. 환자 병실에 다시 가서 확인 해 보았다. 아뿔싸! ○○○ 환자 맞은편에 누워서 자고 있던 환자에게 주사를 준 것이었다. 트리악손이라는 항생제를 엉뚱한 환자에게 잘못 투여한 것이다. 주사를 놓기 전 환자를 호명했는데 자고 있던 환자는 대답이 없었다. 자는 환자를 깨우고 환자용 손목밴드를 확인한 후에 주사를 놓았어야 했다. 그런데 이브닝 근무 할 때 며칠 동안 투여했던 환자이고 같은 주사제라고 생각하며 의심도 하지 않았다. 그것은 착각이었다. 틀림없이 주사했다고 생각한 환자 반대편 환자에게 주사한 것이다. 순간 머릿속은 하얗게 변했다. 등에선 식은땀이 쫙 흘렀다. 환자의 상태가 걱정이었다. 환자의 상태를 티 나지 않게 살피고 이상 여부를 확인하기 위해 빠르게 바이탈 사인(vital sign, 활력징후)을 측정했다. 다행히 환자는 이상이 없었다.

"어떻게 주사를 다른 환자에게 줄 수가 있어? 파이브 라이트 제대로 지켰어요?"

차지(Charge) 간호사의 질책이 이어졌다. 파이브 라이트(5 Rihgt)를 지켜야 한다는 것을 어찌 모르겠는가. 정확한 대상자, 약물, 용량, 시간, 경로를 확인하는 파이브 라이트(5 Rihgt)는 간호사의 기본 중의 기본이다. 그 기본을 제대로 지키지 않았으니 혼나도 할 말이 없었다. 오직 부주의한 자신을 탓할 수밖에.

뒷수습은 차지 간호사 몫이라 그녀에게 미안했다. 차지는 주치의에게 투약오류가 발생했고, 환자는 이상이 없다는 것을 보고 했다. 쉬는 날이었지만 수간호사에게도 보고했다. 나는 환자 안전 보고서 중에서 투약오류 보고서를 작성했다. 작성된 투약오류 보고서는 간호부장까지 전결을 받게 되어 퇴사할 때까지 꼬리표처럼 따라다니게 된다. 이것은 인사고과에도 반영되기도 한다. 당시에는 이런 것까지 염두에 둘 겨를이 없었다. 그저 환자에게 아무런 이상이 없기를 바라면서 실수한 자신을 자책할 뿐이었다.

투약오류가 일어난 시점은 입사한 지 열흘이 지났을 때였다. 이브닝(Evening)은 3일, 데이(Day)는 5일 해본 상태였다. 이브닝 때는 차지 간호사가 도와주고 교육하면서 일했지만 데이 때는 아무도 가르쳐주는 사람이 없었다. 동료 간호사들은 불친절했고 냉정했으며, 말도 붙이기 어려웠다. 설령 모르는 것이 있더라도 물어볼 수 없었다. 눈치껏 알아서 일해야 했다. 투약오류가 일어났던 날은 단독으로 데이 근무하는 첫날이었다.

"오늘 처음 데이 근무 하는데요?" 자신 없는 말투로 말했다.

"인젝(Injection, 주사)만 놓으면 되니까 하세요."라며 차지 간호사는 쌀쌀맞게 말하고 가버렸다.

일과에 대한 오리엔테이션을 갖고 일하는 것과 그렇지 않은 것은 차이가 있다. 데이와 이브닝 업무는 다른 점이 많다. 평일과 휴일의 업무 차이도 있다. 당시는 휴일이었기 때문에 보조 인력도 없었다. 액팅 간호사는 간호업무 이외에 보조 업무도 해야 했다. 주사 놓고 나면 바이탈 사인을 측정해야 하고 약국과 검사실도 가야 했다. 그러니 마음은 급했고, 혼자 액팅을 다 해야 한다고 하니 긴장도 되었다.

기본적인 오리엔테이션은 당연히 해 줄 거라고 생각했는데 차지 간호사는 전체적인 오리엔테이션도 없이 일을 진행했다. 윗사람이 당일 액팅 업무를 그냥 하라고 하니 얼떨떨했으나 어쩔 수 없었다. 단독으로 액팅을 하는 것이 처음이었지만 일단 해 보자고 마음을 다잡았다. 부지런히 잰걸음을 놀려서 주사를 놓기 시작했다. 바삐 움직이다 보니 이마에 땀이 송골송골 맺혔다. 이제 주사를 거의 다 놓았다고 생각할 때쯤 일이 터진 것이다.

'그러니까 내가 아까 데이는 처음이라고 했잖아!'

투약오류가 날 수밖에 없었다는 변명을 속으로만 외쳤다.

차지 간호사를 탓할 일도 아니었다. 간호라는 것이 정말 주사만 놓으면 되는 일이라고 생각하지 않았겠지만, 본인도 해야 할 일이 많았으니 어쩔 수 없었을 것이다. 신입 간호사와 일하는 것이 부담일 뿐만 아니라 업무량이 많아지니 본인도 스트레스였을 것이다. 차지 간호사도 피해자였다. 신규 간호사를 교육하려면 충분한 시간과 적정한 업무량을 주어야 하는데 그렇지 않았다. '너는 경력도 오래되었고, 능력도 있으니 신규 간호사 데리고 일해도 되잖아'라고 무언의 압력을 받았을 것이다. 신입 간호사와 일하는 것이 부담되었지만, 해내야만 하는 일이었을 것이다. 병원에서는 과거부터 부족한 인력으로 일해왔던 것을 당연하게 여겼고 선배 간호사가 부담을 안고 일하는 것은 어쩔 수 없다고 말해왔다. 경력간호사가 신입 간호사와 일하는 것에 대한 배려는 없었다.

투약오류는 병원 차원에서도 중점 관리하는 과제다. 병원마다 투약오류 발생 건수, 발생빈도, 발생유형 등에 대한 관련 자료를 가지고 있다. 투약오류를 줄이기 위한 교육도 정기적으로 이루어진다. 임상 현장에서는 투약 카드 색깔을 달리하여 늘 주의하도록 한다. 간호 학계에서는 오래전부터 투약오류에 관한 연구가 많이 이루어져 왔으며 그에 대한 대책도 다양하게 제시하고 있다. 뉴스나 신문 기사에도 인명사고로 이어지는 투약오류에 경각심을 가져야 한다는 목소리를 낸다. 그러나 다양한 노력과 관심에 비해 투약오류는 좀처럼 줄어들지 않고 있다.

투약오류는 인력 부족과 상관관계가 매우 높은 것으로 알려져 있다. 일반 간호사와 관리자, 경영진, 보건당국도 알고 있으며 일반인도 다 알고 있다. 그러나 좀처럼 간호인력 부족 문제가 해결되지 않고 있다.

인력 부족으로 신입 간호사에게는 충분한 교육 시간이 주어지지 않으며 경력간호사에게는 과도하게 업무를 부과하게 된다. 과도한 업무량은 시간 외 근무로 이어져 휴게시간이 부족해지고, 스트레스와 피로로 인해 업무능력이 떨어지게 된다. 피로와 스트레스는 집중력과 주의력을 떨어뜨릴 뿐 아니라 간호사의 심리적 신체적 건강 상태를 악화시킨다. 약화 된 간호사 개인의 건강 상태는 여러 가지 오류를 발생시키는 주요 원인이 된다.

부족한 인력 문제는 간호사와 환자 모두에게 안전을 담보할 수 없는 벼랑 끝 줄타기로 이어진다.

투약오류에 대한 항변은 인력 문제 이외에 시스템이나 임금과 근로조건 등 여러 가지 원인이 있다. 그러나 미숙한 업무 능력, 피로도, 부주의 등 결국은 개인의 책임으로 귀결되는 것이 현실이다.

처음 투약오류가 있을 때는 '내가 왜 그랬지? 왜 제대로 확인하지 않은 거야. 왜 이렇게 덜렁거리니?'라며 자책하게 된다. 투약오류 횟수가 많아지면 '나는 병원에 안 맞나 봐.

병원은 내가 있을 곳이 아닌가 봐. 퇴사해야 할 것 같아'라는 생각에 이른다.

'하인리히 법칙'에 의하면 큰 재해가 발생했을 때는 그전에 같은 원인으로 29번의 작은 재해가 발생했고, 또 운 좋게 재난은 피했지만, 같은 원인으로 부상당할 뻔한 사건이 300번 있었을 것이라고 한다. '하인리히 법칙'까지 생각하게 되면 나중에 더 큰 일이 날까 봐 갑자기 무서워진다.

고백하자면 신규간호사일 때 몇 번의 투약오류가 더 있었고, 경력이 쌓인 후에도 투약오류가 있었다. 투약을 할 때 집중하고 주의하려고 노력해도 오류가 발생했다. 투약오류는 조금만 부주의해도 순식간에 발생한다. 혼자 감당해야 할 일이 많고, 담당해야 하는 환자가 많을 때 급하게 서두르면서 발생했다. 가끔은 잘 알고 있다는 착각에서 마음이 해이 해지기 때문에 발생하기도 했다.

병원 입사 열흘 만에 투약오류를 냈지만 새롭게 시작한 간호사를 당장 그만두고 싶지 않았다. 간호사 전반의 근무 환경 개선과 업무 시스템의 변화가 필요한 것은 알겠지만 당장은 개인적으로 할 수 있는 것과 해야만 하는 일에 집중하기로 했다. 우선 잘못에 대한 자책은 줄이기로 했다. 어차피 해야 할 일이라면 기죽지 말고 일해야 했다. 대신 아무리 바빠도 '파이브라이트(5 Right)'를 잘 지키고, 항상 투약오류의 위험성에 대한 경각심을 갖기로 했다.

즐거움의 근원

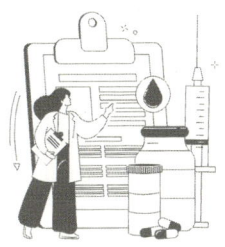

"띵~~ 동~~"

"필요한 것 있으세요?"

"물을 먹고 싶어요."

수술이 끝난 환자들은 갈증을 호소하는 경우가 많다.

"전신마취 했기 때문에 방귀가 나올 때까지는 물을 포함한 모든 음식이 금지되어 있어요. 대신 거즈에 물을 묻혀서 입에 물고 있을 수 있도록 해 드릴게요."

일반병동이라면 거즈에 물을 적셔주는 일은 보호자가 한다. 그러나 간호간병통합서비스 병동에서는 모든 간병과 간호를 간호 인력이 해야 한다.

"띵~~ 동~~" 다시 벨이 울렸다.

"뭐 불편한 것이라도 있으세요?"

"화장실을 가고 싶은데 어지러워요."

환자가 넘어지지 않고 침상에서 조심히 내려오도록 안내하며 부축했다. 신발을 신을 수 있도록 돕고 폴대(수액걸이)를 잡고 천천히 이동하도록 했다. 환자를 변기에 앉히고 볼일을 보는 동안 나는 화장실 밖에서 대기했다. 낙상 우려가 있으므로 환자 곁에 있어야 했다. 화장실 앞에서 서성거리는 사이 창가 쪽에 누워있던 또 다른 환자가 아프다며 부르는 소리가 들렸다.

"잠시만 기다려 주세요. 환자 침상으로 가면 말씀해 주세요."

환자를 다시 침대에 눕도록 도와주고 창가 쪽에 누워있는 환자에게 갔다.

"수술한 지 일주일이 넘었는데, 허리가 너무 아파요. 진통제 좀 놓아주세요."

"의사 처방을 확인해야 해요. 처방이 없으면 주치의에게 진통제 처방을 받아야 하니 기다려 주세요."라고 말하고 병실을 나왔다.

진통제 처방을 확인하기 위해 컴퓨터 앞에 앉기도 전에 또 다른 병실에서 벨이 울렸다. 다행히 간호조무사가 먼저 움직였다.

"띵~~ 동~~"

또다시 벨이 울렸다. 몇 분 사이 얼마나 자주 벨 소리가 들리는지 모른다. 이번엔 담당 병실이 아니었으므로 벨 소리를 무시했다. 대신 통증을 호소했던 환자의 처방 내역을 확인했고, 진통제 처방이 없었으므로 주치의에게 환자의 상태를 메신저로 보냈다. 그사이 수간호사로부터 한 소리 들었다.

"지금 벨 울리잖아요. 벨 소리 들으면 하던 일을 멈추고 무조건 달려가 봐야지…"

다시 하던 일을 멈췄다. 재빨리 달려가 보니 물병을 내밀면서 정수기에서 물을 받아달라고 했다. 거의 뛰다시피 탕비실로 가서 물을 받아주고 간호사실로 돌아왔다.

"띵~동~띵~동~"

벨 소리에서 급하다는 신호가 울렸다. 다시 하던 일을 멈추고 환자에게 달려갔다. 순간 아차 했다.

"아까 진통제 놓아달라고 했는데, 도대체 언제 오나요?"라는 불만의 소리를 듣게 되었다. 간호사는 바빴지만, 환자는 통증 때문에 고통스러웠다. 간호사실로 돌아와서 주치의에게 진통제를 처방해달라고 재촉하는 전화를 했다. 뒤늦게 처방이 나서 진통제를 준비하여 주사를 놓았다. 환자는 빨리빨리 주사를 놓아주지 않는다면 불만을 표시했다. 나는 환자에게 연신 머리 숙여 사과했다.

벨이 울리면 누구든지 뛰어가야 하는 것은 어느 병동이나 마찬가지지만, 간호간병통합서비스 병동에서는 더 자주 울렸다. 어떤 환자가 무슨 일로 벨을 누르는지 알 수 없기 때문에 누구든 환자에게 달려가야 했다. 하던 일을 멈추고 달려가 보면 물을 떠달라고 하거나, 화장실이 급하다거나 과일을 깎아 달라거나 화장지를 집어달라고 하는 일들이 많았다. 이럴 때마다 환자로서는 당연한 요구라는 것을 알지만 일반인이나 보조원이 해도 되는 일인데, 바쁜 시간에 달려가야 하니 힘이 빠졌다.

간호간병통합서비스에 대한 환자나 보호자의 만족도와 수요가 증가하면서 여러 병원에서 간호간병통합서비스를 시행하고 있다. 간호간병통합서비스는 문제점도 많고, 개선해야 할 점도 많다. 가장 큰 문제는 간호 인력이다. 필요한 간호 인력은 늘 부족하다. 간호간병통합서비스병동 간호사 한 명이 열대여섯에서 이십여 명의(간호인력 기준은 일반병동과 간호간병통합서비스병동, 대형종합병원과 중소병원의 차이가 크다.) 환자를 간호해야 한다.

간호사는 환자에게 해야 할 처치만으로도 바쁜데 간병까지 해야 한다. 그도 그럴 것이 간병을 전담하는 두세 명의 간호조무사가 오십여 명의 환자의 수발과 간병을 해야 한다. 식사 보조, 대소변 치우기 및 기저귀 교환, 구강 간호 및 개인위생, 체위 변경 등의 간호를 해야 한다. 환자 한 명에게 소요되는 시간이 몇 분 이내에 끝날 때도 있지만 30분 이상 시간이 걸릴 때도 많다. 그사이 보행에 도움이 필요한 환자, 환의 및 시트 교환, 물건을 옮겨주거나 물을 떠다 주는 일, 식판을 내놓는 일 등 도움이 필요한 환자에게 제때 서비스를 제공하지 못한다. 그러니 환자가 도움을 요청하면 누구라도 달려가야 한다.

간호사는 간호 이외에 간병 업무까지 해야 하니 업무가 과중 될 수밖에 없다. 간호사들은 업무량이 많은 간호간병통합서비스 병동을 꺼릴 수밖에 없다.

더구나 간호간병통합서비스 병동이 만들어진 초창기에는 환자나 보호자들의 이해가 부족해서 혼란스러웠다. 직원들 간에도 서비스 이용에 대한 의견이 일치하지 않아 종종 다툼이 발생했다. 예를 들면 간호간병통합서비스 병동에는 치매 환자는 입원시킬 수 없다. 24시간 돌봄이 필요한 환자에게 부족한 인력으로는 감당할 수 없기 때문이다. 그런데, 보호자들이 치매 환자라는 것을 숨기거나, 외과적인 수술을 했기 때문에 의사들도 특별한 의심 없이 간호간병통합서비스 병동으로 입원시키는 경우가 있었다. 그리고 간호간병통합서비스 병동의 특성상 여러 과에서 환자들이 입원하게 된다. 소화기내과 호흡기내과 감염내과 신경과 등 내과계와 정형외과 신경외과 흉부외과 외과계, 정신과 환자까지 잡과 병동이 되었다. 각 과마다 간호해야 하는 업무 매뉴얼과 중요하게 익혀야 할 술기가 달랐다. 다양한 진료과의 질병과 치료적 특징, 많은 주치의의 진료 스타일과 개인적인 특성도 적응하기 어려운 점이었다. 간호간병서비스병동은 할 일이 많다 보니 대부분의 간호사가 거의 매일 두세 시간 정도 시간 외 근무를 했다. 늘 바쁘고 일이 많았다.

20대에 나는 '보호자 없는 병동'을 꿈꿨다. 현재의 간호간병서비스 제도처럼 의료인이 모든 간호와 간병을 하는 병원을 그렸다.

가족 중에 환자가 발생하면 병원에만 매달려야 하는 보호자 처지가 안타까웠다. 비싼 병원비와 간병비 부담으로 힘겨워하는 사람들을 만나면서 의료제도 개선의 필요성을 느꼈다. 보호자와 간병인 등 비의료인이 시행하는 의료행위에 대해 문제의식이 많았다.

세월이 흘러 예전에 꿈꿨던 제도가 만들어졌고, 젊은 시절 꿈꿨던 병원에서 일하게 되었다. 간호간병서비스 제도는 환자와 보호자가 갖는 간병과 비용 부담을 덜어주었고,

보호자의 사회활동이 가능하게 했으며, 비의료인이 하는 의료행위의 문제점을 개선했다. 간호간병서비스는 환자와 보호자의 여러 부담을 덜어준 좋은 의료서비스임에 틀림없다.

간호간병서비스 병동에서 일하는 것은 힘들었지만 간호가 나아가야 할 방향이라고 생각했다. 개선해야 할 점은 많았지만 해야 할 일이고 가야 할 길이라면 제대로 해 보고 싶었다. 그래서 신입 간호사로서 부지런히 배우고 열심히 익혔다. 너무나 바쁘고 고단한 일상이었지만 간호사로 일하는 것이 즐거웠다. 꿈에 그리던 일이 현실이 되니 일터가 즐거움의 근원이 된 것이다. 성경의 전도서를 떠올릴 정도였다.

「그러므로 사람이 살아가면서 자기 일에 즐거워하는 것보다 더 나은 것은 없나니.」

생각하는 대로 말하는 대로

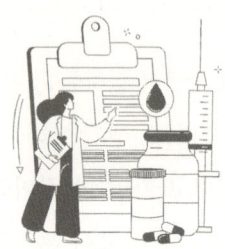

20대에 꿈꿨던 '보호자 없는 병동'인 간호 간병 통합서비스 병동에서 일하면서 몸은 고단했지만 보람 있었다. 그동안 꿈꿔왔던 일이고 꿈을 이루어 내는 방법까지 찾아서 좋았다. 뒤돌아볼 것도 없이 앞으로 나아가기만 하면 되었다. 간호간병통합서비스 병동에서 일하는 것은 꿈꾸던 일이었으니 그 일이 아무리 고되고 힘들어도 참아낼 수 있었다. 참아내기만 한 것이 아니라 잘 해내려고 했다. 꿈은 종착점이 아니라 출발점이니까.

그런데 아무리 꿈이고 보람된 일이고, 감사한 일이지만 병원 일은 그리 만만한 것은 아니었다.

환자들은 신입으로 들어온 나이 많은 간호사를 이상한 시선으로 바라봤고, 은근히 무시했다. 알아야 할 약물과 진단명은 쉬이 외워지지 않았고, 노안이 시작되어 날이 어두워지면 눈까지 침침해졌다. 주사를 놓을 때는 바늘의 사면이 보이지 않아 주삿바늘을 눈에서 멀리 두었다 가까이 두었다를 반복했다. 환자들의 간호와 처치는 예전과 달라진 것도 많았다. 모르는 것이 있으면 동료 간호사에게 물어야 하는데 눈치가 보였다. 과거의 업무 방식이 몸에 배어 실수라도 할 때면 어린 선배 간호사에게 심하게 야단을 맞았다.

가장 견디기 힘든 일은 나이 어린 간호사들의 예의 없는 말투와 불쾌한 태도였다. 이십 대에도 겪어보지 못한 태움을 마흔 후반에 겪었다. 지방이 아니라 서울 병원이라서 그런 것인지, 사람들의 삶의 방식과 문화가 달라진 것인지 알 수 없었다.

신입인 나를 교육했던 선배 간호사는 병동에서 가장 무섭고 쌀쌀맞았다.

"아까 말했잖아요. 몇 번이나 말해야 해요.", "차지가 액팅까지 해야 하나요?"

다른 동료들도 불친절하기는 마찬가지였다. 하나같이 차갑기가 이루 말할 수 없었다.

입사 이틀째 되는 날엔 인퓨전 펌프(Infusion pump,

수액자동조절기) 알람이 울려서 병실로 달려갔다. 예전에 자주 사용하던 기계였으나 10여 년 만에 다시 만난 기계 앞에서 당황하며 머뭇거리고 있었다. 동료 간호사 중 한 명이 달려왔다. 기계에 손을 대려고 하는 순간 날카로운 목소리가 날아왔다. "모르면 손대지 마세요."라고 내뱉고는 기계조작을 마친 후 쌩 가버렸다. 동료 간호사의 차가운 표정과 날카로운 말투에 베인 사람처럼 우두커니 서 있었다.

선배 간호사는 신입 간호사가 모를 때는 무안하게 만들 것이 아니라 제대로 가르쳐야 한다. 아무리 경력자라고 해도 병원마다 차이가 있을 수 있다. 더구나 10년을 쉰 간호사에게는 교육이 필수적이다.

다른 날에는 도뇨(소변줄)를 해야 할 환자가 있었다. 내가 준비하겠다고 했더니 "이것 할 줄 모르잖아요."라며 대놓고 무시했다. 사람에 대한 예의라고는 조금도 찾아볼 수 없었다. 동료 간호사의 멸시와 불손함은 아무리 좋게 보려고 해도 이해할 수 없었다.

또 어떤 날엔 전산 업무를 익히기 위해 간호사실에서 멀리 떨어져 있는 컴퓨터에 붙어 있었다. 유휴 간호사에게 전자 의무기록 시스템이 가장 어려운 부분이었기 때문에 하루라도 빨리 익숙해지는 것이 필요했다. 그런데 동료 간호사 중 한 명이 내 뒤통수에 대고 "뒤에서 놀고 있으면 어떡해."라는 날 선 한마디를 혼잣말처럼 내뱉었다.

아무도 가르쳐주지 않는 전산 업무를 익히려고 낑낑대고 있는 모습은 보지 못한 것이다. 나중에 알고 보니 본인 업무가 바빠서 누구라도 도와주기를 바랐는데 신입 간호사가 도울 생각을 하지 않는 것으로 여긴 것 같았다.

간호사들의 날 선 말을 들을 때마다 쓴 물을 삼키는 것처럼 마음이 얼어붙었다. 상대방의 눈도 마주치지 않고 자기 할 말만 쏘아붙이는 사람이 대부분이었다. 여러 사람으로부터 냉담한 말을 너무 많이 들으니 어떻게 해석해야 할지 난감했다. 하나같이 신입으로 들어온 나이 많은 간호사를 내쫓고야 말리라고 다짐한 것 같았다.

누군가로부터 무시와 냉대를 받는다는 것은 괴로운 일이다. 모멸감을 참지 못하고 퇴사한 사람이 석 달 동안 열 명이 넘었다. 일 좀 해 보겠다고 오랜 경력 단절 기간을 극복하고 입사한 유휴 간호사도 있었고, 본 병원에서 경력이 몇 년 안 된 간호사도 있었다.

퇴사하는 간호사를 보면서 '어떻게 직장생활을 해야 하나' 고민이 쌓이기 시작했다. 병원에 먼저 입사했다는 이유로, 높은 지위에 있다는 이유로, 조금 더 많이 안다는 이유로 쉽게 내뱉는 냉담함과 불손함은 무척 기분 나쁠 뿐만 아니라 자존심을 상하게 했다. 그동안 사회생활에서 한 번도 경험해 보지 않은 일이라 당황스러웠다.

'내가 그리 쉬운 사람이었나?', '내가 이런 대우를 받으려고 여기 있나'라는 생각까지 들었다.

경직된 병동 분위기는 개인의 문제라기보다는 업무량과 조직 문화, 리더십의 문제로 보였다. 조직의 문제가 보이니 '힘드니까 그런가 보다', '너무 지쳐서 그런가 보다' 생각하며 간호사들을 이해해 보려고 노력했다. 아무리 분위기가 좋지 않다고 해도 병원에 잘 적응하고 싶었다. 그래서 할 수 있는 방법은 무엇이든 하기로 했다.

무엇보다 먼저 나를 사랑하기로 했다. 애쓰고 있는 나를 위로하고 응원했다. 동료의 말이나 태도 때문에 우울해하지 않았다. 동료들의 나쁜 모습은 내 것이 아니었다. 그들의 잘못된 말과 태도를 닮지 않으면 되었다. 사람을 무시하고 불친절하며 냉담한 동료들은 신경 쓰지 않았다. 그들 때문에 기죽지도 않았다. 사람들의 못된 말이나 행동은 뒤돌아서면 모두 잊었다.

두 번째로는 미래의 모습을 상상했다. 언젠가는 병원에 적응하고 동료 간호사로부터 자유로워지는 날을 그렸다. 어려움을 극복하여 멋지고 당당하게 우뚝 선 간호사를 상상했다.

셋째는 어렵고 힘든 시기에는 인내가 답이었다. 하루를

버텼으니 한 달을 버틸 수 있고, 일 년도 버틸 수 있을 것 같았다. 스스로 참고 견디는 능력이 충분히 있다고 생각했다. 쓴 약을 삼킬 때처럼 느껴지는 고통을 무조건 참아보기로 한 것이다.

병원에서 살아남기 위한 네 번째 방법은 장점 찾기였다. 내가 가진 장점 스무 가지를 찾았다. '가족이 있다, 건강하다' 등 사소한 것부터 '나는 마음 먹으면 뭐든 할 수 있다, 잘할 수 있다'처럼 조금이라도 자신 있는 것이면 무조건 찾았다. 장점을 찾았더니 나이가 많다는 것도 장점이었고, 유휴 기간도 장점이었다. 장점이 많다고 생각하니 불친절한 동료를 만나거나 모르는 것이 있어도 여유가 생겼다.

다섯 번째 방법으로는 삶의 목표와 방향, 간호 철학을 다시 점검했다. 어떻게 살고 싶은지, 삶에서 가장 중요하다고 여기는 가치가 무엇인지, 무엇을 위해 일할 것인지, 어떤 간호사가 될 것인지를 생각했다. 자기 삶의 방향성이 있어야 흔들리지 않고 제대로 갈 수 있다. 병원에서 살아남으려고 하는 근본적인 대답이었다.

성공적인 직장생활을 위해서 자신을 사랑하고 미래를 상상하며, 인내하고 장점을 찾고, 철학을 가졌다면 이런 마음을 오래 유지할 수 있는 마인드 컨트롤이 필요하다.

<몰입, 이렇게 하라>라는 책을 보면서 구체적인 방법을 찾았다. 예를 들면, 빨간색을 볼 때마다 '뿌린 대로 거둔다. 공짜는 없다'라고 마음속으로 외쳤고, 노란색을 볼 때는 '어 되네! 무슨 일이든 되네.'라고 말했다. 파란색을 보면서 '멋진 간호사로 당당히 선 모습'을 상상했다. 출퇴근길이나 일을 하는 중간중간에도 마음속으로 되새겼다.

직장생활이 어렵고 힘들수록 자신을 컨트롤할 수 있는 방법을 촘촘하게 짜야 한다. 책이나 음악, 운동이나 등산 등 취미 활동도 필요하고, 친구나 동료, 가족의 지지도 받아야 한다. 자신에게 도움이 되는 다양한 방법을 찾는 것이 좋다.

모든 걸 참고 견디니 한 달이 지나고 두 달이 지났다. 동료 간호사를 어느 정도는 파악하게 되었고 어떻게 대처해야 하는지 대응 방법까지 알아낼 정도로 적응했다.

동료에 적응하고 나니 업무에 대한 압력이 심해졌다. "왜 아직도 이것을 모르냐?", "왜 이런 걸 누락 하느냐?"며 빨리 업무를 익히고 속도를 내라고 다그쳤다. 할 수 있는 일이 많아질수록 동료들의 요구도 많아졌다. 그럴 때마다 '나는 내 속도대로 천천히 가도 괜찮다'라고 몇 번이나 다독였다. 할 수 있는 것과 할 수 없는 것을 가려보고, 모르는 것은 열심히 배우면서 익히자고 마음먹었다. 시간이 필요한 것들에 대해서는 조금 여유를 갖고 천천히 가기로 했다.

  환자들의 짜증과 무시, 간호사들의 무례하고 불쾌한 언행, 밥도 못 먹고 일하기, 12시간 넘게 해야만 하는 일, 서너 시간의 시간 외 근무를 하면서도 수당조차 요구하지 못하는 것 등을 참아냈던 이유는 당연하게 받아들여서가 아니다. 언젠가는 말할 날이 올 것이라는 기대가 있었기 때문이었다. 언젠가는 생각한 대로 말하는 대로 이루어질 날을 기대했다. 훗날 '역경 때문'에 아무것도 못 한 것이 아니라 '역경 덕분'에 이룰 수 있었다고 말하고 싶었다.

의미 있는 하나의 증거 찾기

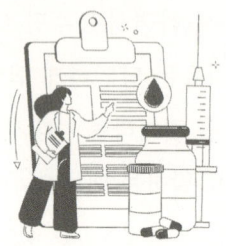

 사회생활에서 가장 어려운 것은 인간관계다. 인간관계는 사람의 행복과 불행을 가르는 일이기 때문에 어렵고 힘들지만 잘하기 위해 노력해야 한다.
 직장 생활하는 사람이라면 인간관계에서 첫째로 동기 사랑을 빼놓을 수 없을 것이다. 같이 입사했다는 이유만으로 서로에게 의지가 된다. '동기 사랑 내 사랑'은 간호사에게도 빼놓을 수 없다. 나와 내 동기는 입사할 때부터 한마음이 되었다. 나이 어린 선배 간호사들의 구박이 이어질 때마다 더 가까워졌다. 근무가 끝난 후에는 둘이서 떡볶이를 먹거나 치킨을 뜯으면서 수다로 스트레스를 날렸다.
 "우리 끝까지 잘 버텨 봐요!"
 "우리는 그런 사람 되지 말아요. 신입 들어오면 정말 잘해

줍시다!"

우리는 서로를 격려하고 응원하며 힘을 내자고 다짐했고, 좋은 간호사가 되자고 약속했다.

동기 다음으로는 연배가 비슷한 다른 직원들의 도움도 컸다. 간호조무사, 보조원 등은 비슷한 연령대여서인지 잘 챙겨주었다. 아침은 먹고 다니는지, 점심은 먹었는지, 도와줄 일은 없는지도 챙겼다. 점심도 못 먹고 일하면 슬쩍 주스를 내밀었다. 과일이나 빵을 입에 쏙 넣어주기도 했다. 마치 언니나 오빠처럼 챙겨주었다. 메마른 입술과 쓴맛 도는 혀끝에도 촉촉한 사랑이 느껴질 만큼 따뜻했다.

나는 인간관계를 개선하기 위해 프로젝트를 만들었다. 좋은 인간관계를 위한 일명 '친절 살리기' 프로젝트를 시작했다. 이것은 혼자서 생각하고 혼자 진행한 프로젝트였다.

친절을 무기 삼아 인간관계의 해법을 찾기로 한 것이다.

친절의 의미를 모르는 사람은 없을 것이다. 사전적 의미는 '사람을 대하는 태도가 정겹고, 타인에 대한 관심과 배려로 표시되는 행동'이다. 친절은 어떤 대가를 바라고 하는 것이 아니라 도움을 받는 사람에게 유익하며 도움이 되는 것이다. 철학자들은 친절은 사람에 대한 예절이며, 개인의 윤리적인 특성인 덕(德)에 해당한다고 했다. 병원에서는 친절을 서비스 개선 도구로 사용한다. 고객인 환자와 보호자로부터 '칭찬 카드'를 작성하도록 하여 친절을 베푸는 사람을 칭찬하고, 불친절한 사람을 꾸짖을 때 편리하게 이용한다.

친절은 인간관계를 개선하고 이 세상을 사는 데 도움이 된다. 친절은 새로운 관계를 구축하거나 기존의 관계를 돈독하게 하고자 할 때 필수적인 요소이다. 사회적 동물인 인간의 몸속에는 '친절' 게놈이 형성되어 있다고 한다. 서로 협동하고 감정적으로 유대가 강할수록 생존 확률이 높다는 것을 체험으로 알고 있다.

'친절한 행동과 이익'에 대한 연구에 따르면 친절은 우리의 신체적·정신적 건강에 긍정적인 영향을 미친다. 친절한 행동은 세로토닌 분비를 촉진하여 우울증을 예방하고, 면역체계에도 긍정적인 영향을 미친다. 친절은 도파민 수치를 높여 우리를 행복하게 하고, 옥시토신을 분비하여 혈관을 확장하고 혈압을 낮춰주며 심장병 발병을 감소시킨다. 그리고 친절한 의료진의 행동은 환자의 건강과 치유에 상당히 큰 영향을 미친다고 한다.

예와 덕에 해당하기도 하고, 건강에 이익이 많으며, 칭찬의 도구가 되기도 하는 '친절'을 직장에서 살아남기 위한 필살기로 삼았다. 필살기를 잘 활용한다면 병원 생활에 조금은 도움이 될 것 같았다.

 동료 간호사로부터 상처받은 마음은 어찌할 수 없었지만, 그들의 불친절이 당연한 것은 아니었다. 동료들의 불친절을 넘어서려면 스스로 친절해지는 것 이외에 방법이 없었다.

 거친 말로 다른 사람의 마음에 상처를 내고 마음 아프게 하는 말을 해서는 안 된다. 우리가 '마지막 인사'하듯 서로를 대할 수는 없으나 애틋한 마음을 갖고 따뜻하고 친절하게 대할 수 있어야 한다. 말은 가려서 해야 한다. 생각 없이 날카로운 말을 함부로 내뱉지 말아야 한다. 최소한 선을 넘지 않는 대화 습관은 가져야 한다.

 직장생활에서 친절은 아무에게나 하면 효과가 떨어질 수 있다. '먼저 손 내밀기'가 가능한 사람부터 시작해야 한다. 나는 손 내밀면 맞잡아 줄 사람을 찾아보았다. 입사 동기 이외에도 네다섯 명이 손에 꼽혔다. 이 정도면 나쁘지 않았다. 이들은 적어도 인사를 하거나 말을 걸었을 때 따뜻한 눈길을 마주할 수 있는 사람이었다. 다가가는데 부담스럽지 않은 사람에게는 먼저 말을 걸었다. 그들은 흔쾌히 손을 잡아 주었다. 차가운 병동 분위기 내에서도 따뜻한 사람은 있기 마련이었다.

 다음은 입사한 지 얼마 되지 않은 신입 간호사에게는

무조건 따뜻하게 말하기를 실천했다. 신입 간호사들은 낯선 환경에 적응이 어렵고, 익숙하지 않은 업무로 주눅이 들며, 불친절한 사람들의 눈치를 봐야 했다. 신입 간호사에게는 누구라도 따뜻한 미소와 관심이 필요했다.

마지막으로는 동료 간호사로부터 상처받은 사람에게 다가갔다. 선배 간호사로부터 부당한 대우를 받았거나 쌀쌀맞은 말과 태도로 상처받은 사람이라면 누구에게라도 따뜻한 말을 건넸다. 그들에게도 친절함이 필요했다.

서로에게 예의를 갖추고 정중하게 대하는 것은 직장생활에서 꼭 필요하다. 우리는 모두 동료들의 따뜻한 말 한마디와 다정한 눈빛, 부드러운 손길이 필요한 사람들이다.

친절하다는 것은 자신이 좋은 사람이 되어가는 것이기도 하지만 자신을 표현하는 가장 좋은 방법이기도 하다. 사람들의 얼어붙은 마음을 녹일 방법은 오직 친절로서 가능한 일이다. 나그네의 옷을 벗길 수 있는 것은 강한 바람이 아니라 따스한 햇살이었다는 이솝우화를 떠올려 보면 알 수 있다.

동료 간호사들 모두가 환하게 웃을 수 있는 날이 오기를 기대하며 '친절 살리기' 프로젝트를 하나씩 진행했다. 한두 달쯤 지나니 프로젝트가 어느 정도는 성공을 거두었다. 처음에 우군은 동기 단 한 명이었지만 점차 그 수가 늘어갔다. 네다섯 명의 간호사에게 다가갈 수 있게 되니 예닐곱 명의 간호사에게 다가갈 수 있게 되었다. 노력한 보람 덕분인지 삼사 개월 정도 지나니 한두 명 빼고는 마주칠 때 서로 웃었고 반갑게 인사도 건넸다. 고슴도치가 자기를 보호하기 위해 세워둔 가시를 조금씩 거두기 시작한 것이다.

젊은 동료 간호사들이 이제는 함께 차를 마시자고 하고 술자리에도 끼워주었다. 나이 많은 간호사를 내쫓기 위해 안달 난 것처럼 대하던 간호사들이 날 선 경계를 멈추기 시작했다. 서로에게 경계하던 차가운 눈빛과 타인을 향한 냉담한 말들은 부메랑이 되어 자신에게 되돌아갔고, 고통받는 사람은 간호사 자신이었기 때문이었다.

간호사 한 명으로부터 자신이 차갑게 대했던 이유에 대한 변명을 들었다.

"신입이 들어와서 가르치고 나면 나가고 또 가르치면 나가기를 수없이 반복했어요. 새로운 기대로 정을 주고 열심히 교육했지만, 병원을 떠나는 사람을 보면서 실망도 많이 했어요. 그래서 신입이 들어와도 관심을 안 두고 날카롭게 경계했어요. 부족한 인력 때문에 늘 할 일이 많고 시간은 부족해요. 업무에 지쳐서 동료에게 신경 쓸 겨를이 없었어요. 언제 퇴사할지 날짜만 셀 정도였거든요."

신입 간호사에게 아무리 잘해줘도 쉽게 그만두고, 턱없이 부족한 인력으로 힘들고 지쳐서 친절할 수 없었다는 말을 듣고 보니 동료 간호사의 심정이 이해되었다.

간호사의 불친절은 간호 인력과 시스템의 문제, 조직문화와 의사소통의 부재, 리더십의 문제 등 조직에서 먼저 원인을 찾아야 한다. 그러나 조직에 원인이 있고 통합적으로 문제를 바라봐야 한다고 해도 개인적인 특성이나 성격 등을 간과할 수는 없다.

'간호는 예술이다.'라는 말이 있다. 혼자만 잘나서 하는 예술이 아니다. 다른 사람과 함께 만들어 가는 복합예술 활동이다. 기술만으로는 부족하다. 사람의 마음을 움직이는 간호를 해야 훌륭한 간호가 된다. 친절 하라는 것은 해묵은 잔소리가 아니다. 우리 모두의 건강과 좋은 인간관계를 위해서 꼭 필요한 덕목이다. 친절은 사랑이다. 사랑의 힘이 전문적인 간호 기술을 만났을 때 진짜 간호가 된다.

친절하기만 하고 실력 없는 간호사가 되어서도 안 된다. 전문적인 지식과 기술이 있어야 한다. 실력과 인성을 겸비한 간호사가 되어야 한다. 실력과 인성을 겸비한 간호사가 되는 일은 쉽지 않다. 그러나 우리에게는 동료들이 따라 배울 수 있는 좋은 롤모델(role model)이 필요하다. 그 일은 누군가

해 주는 것이 아니다. 각자가 간호사로서 '하나의 의미 있는 증거'가 되려고 해야 한다. 모두가 더 좋은 간호 환경을 만들고, 서로에게 친절하며, 실력을 쌓기 위해 노력할 때 건강한 간호 문화를 만들 수 있다.

신규 간호사는 아바타

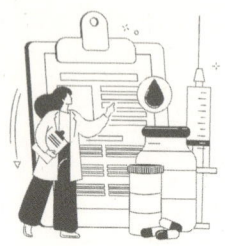

 정규직이라는 꿈, 봉사하겠다는 마음, 일하는 의미 등 여러 가지 이유를 자신에게 부여하며 버텨봤지만, 병원 일은 고됐다. 누군가는 해가 바뀌고 간호사 인력을 확보할 것이라고 말했지만 그런 기대에 희망을 걸 수 없었다. 입사 3개월 만에 부서 이동을 요구했다. 그러나 그나마 믿고 의지했던 수간호사와 책임간호사가 퇴사를 했다. 리더도 없이 몇 달을 일해야 했다.

 부서 이동에 대한 기대는 완전히 멀어졌고, 바람 앞에 등불 같은 마음을 붙잡아야 했다. 일 년은 버텨 보자고 스스로 다짐하고 또 다짐했다. 힘들 때는 다른 사람에게 휘둘리지 않고 마음의 평정심을 잃지 않도록 해야 했다. 가시 달린 사람은 가능하면 피해 가고, 덫이나 지뢰밭은 돌아가고, 행여나 폭탄이 숨겨져 있다면 터지지 않도록 살살 다루어야 했다. 기분 나쁘면 감정의 필터도 없이 나오는 대로 말을 내뱉는 사람 때문에 상처받지 않도록 단단히 마음을 붙들어야 했다.

해가 바뀌었고, 입사한 지 6개월이 지났다. 그동안 많은 간호사가 입사와 퇴사를 반복했다. 그래도 다행인 것은 간호사가 예닐곱 명 늘어난 것이었다.

병원 생활이 처음인 생신규(병원이 처음인 간호사) 다섯 명이 들어오고 수간호사도 새로 입사하면서 병동 분위기는 약간 기대에 찼다. 석 달 동안 서너 명의 선배들은 생신규 간호사를 가르쳤다. 이들 중에는 배우는 속도가 빠른 사람도 있고 느린 간호사도 있었다. 신규 간호사가 병원에 적응하는 일이 그리 쉬운 것은 아니다. 시간이 지날수록 이들에게도 업무량이 많아지고, 요구도는 더욱 높아졌다. 신속하고 정확하게 일하지 못한다고 선배들의 지적사항이 늘어났.

가끔은 분위기가 심상치 않은 선배와 후배 간호사의 모습을 얼핏 보기도 했다. 선배 간호사가 후배 간호사를 야단치고 있는 것으로 여겨졌다.

선배 간호사 중 한 명이 유난히 후배 간호사를 태운다는 이야기를 동료들로부터 전해 듣기도 했다. 눈으로 보지 않아도 짐작하고도 남는 일이었다. 아마도 나이 많은 간호사에게 했던 것보다 훨씬 더 심하게 대할 것이라고 여겨졌다.

입사 초기와 달리 간호사들의 분위기는 조금 달라져 있었다. 불친절하고 냉담한 동료는 멀리했다. 서로에게 상처 내는 말을 조금씩 멈추었다. 아무리 일을 잘하는 선배일지라도 함부로 말하거나 불쾌한 가시 돋친 말을 하는 사람과는 일하고 싶어 하지 않았다. 이런 사람들을 은근히 피하기도 했다.

그런데 변하지 않고 신규 간호사에게 함부로 말하고 무섭게 가르치는 간호사가 여전히 존재했다.

어느 날 프리셉터(신규 간호사 교육을 담당하는 선배 간호사) 간호사 중 한 명이 신규 간호사를 화장실이나 처치실, 탈의실로 데리고 가서 야단을 친다는 이야기를 전해 들었다. 신규 간호사는 몇 번이나 눈이 벌게져 훌쩍거리면서 다니기도 했다. 한 사람을 타깃으로 정하고 심하게 꾸짖거나 야단을 치는 것처럼 보였다. 갈수록 도가 지나친 것은 아닌지 염려되었다.

신규 간호사가 입사하여 3개월간의 교육과 훈련기간을 거쳐 혼자서 스스로 일하기 시작한 시점이 되었다. 신규 간호사가 독립하여 혼자서 일을 하기 시작했지만, 프리셉터 간호사의 도를 넘는 간섭과 질타는 눈살을 찌푸리게 했다.

  나이트 근무자가 데이 근무자에게 인수인계를 마쳤다. 인수인계를 마친 아침은 정신없이 분주한 시간이다. 업무를 다 끝내지 못한 밤 근무자는 업무를 마무리해야 했고, 인계를 받은 데이 근무자는 라운딩(회진)을 돌면서 환자 상태를 파악하기 여념이 없었다. 라운딩(회진)을 마치면 수술 환자 준비, 퇴원환자 차트 정리 및 서류 준비, 추가 처방도 받아야 했다. 환자들이 식후에 복용해야 할 약도 주고, 주사제도 챙겨야 했다. 그렇게 분주한 아침이었다.
  프리셉터 간호사가 나와 이야기하고 싶어 했다. 우리는 간호사실 옆 복도에 마주 섰다. 그녀가 대뜸 말했다.
  "선생님 제가 애들을(신규 간호사) 너무 많이 태우나요?"
  그녀가 무슨 말을 하려고 하는지 궁금했다.
  "이거는 태우는 것도 아니에요. 제가 신규 때는 이것보다 더 심했어요. 왜 애들이(신규 간호사) 내가 하라는 대로 똑같이 하지 않죠?"
  프리셉터 간호사의 말은 뜻밖이었다. 신규 간호사가 칠팔 년 된 경력 간호사와 똑같이 일하기를 바라는 것이 타당한지 의문이었다.
  "이제 막 걸음마를 뗀 신규가 어떻게 선생님과 똑같이

일하길 바라요? 신규 간호사는 아바타가 아니에요."라고 말했다.

"저는 너무 힘들어요. 저 때문에 신규들이 힘들다는데 이해가 안 가요. 저는 선배한테 절대복종했거든요. 부모님한테도 그랬고요."

그녀의 이어지는 말에 또 한 번 놀랐다. 본인이 상대방을 힘들게 하는 것은 생각하지 않고 다른 사람만 탓하고 있었다.

"한 부모 앞에서 나온 자식도 다 제각각이에요. 하물며 서로 다른 환경에서 자라온 사람들이에요. 신규 간호사가 왜 선배에게 무조건 복종해야 하나요?"

"배울 게 있으니까요."라고 그녀가 말했다.

"신규에게서는 배울 게 없나요? 어린아이한테도 배울 게 있어요. 선배나 부모도 잘못하는 부분이 있을 수 있어요. 그럴 때는 미안하다고 사과하는 게 당연하죠."

"저는 선배든 부모든 절대복종해야 한다고 배웠어요."

그녀는 나와 다른 신념을 갖고 있었고, 좀처럼 그녀의 생각을 바꾸기 어려울 것 같았다. 자라온 배경이 다르고 삶의 철학이 다르다는 것을 느꼈다. 생각을 바꿀 수는 없지만 잘못된 행동은 멈추도록 해야 했다.

"신규 간호사를 데리고 화장실로 가서 혼을 내거나,

탈의실 문을 잠그고 이야기하는 것은 공포감을 조성할 수 있어요. 이것은 자칫 잘못하면 폭력에 해당한다고 할 수 있죠. 그러지 않았으면 좋겠어요. 멈춰야 합니다."

그동안 생각했던 부분을 이야기했다.

"왜 사람들이 나만 싫어하는지 모르겠어요."

그녀는 자신 때문에 후배 간호사들이 얼마나 괴로워하고 있는지 모르는 것 같았다. 자기는 잘못이 없는데 오히려 자신이 은근히 왕따당하고 있는 것만 힘들다고 말했다.

이후에는 조금 누그러지기는 했지만, 후배에 대한 선배 간호사의 태움은 계속되었고, 서로가 서로에게 상처 내는 말과 뒷담화를 멈추지 않았다. 어떤 때는 이 사람이 공격의 대상이 되었다가 또 어느 때는 다른 사람이 왕따의 대상이 되기도 했다. 끝없이 이어지는 악순환의 고리는 돌고 돌았다.

간호사는 다른 어떤 직업보다 동료 간의 거리가 가깝다. 접점이 많아서 서로에게 많은 스트레스 원인이 된다. 동료 간 인수인계를 하고 전 근무자가 어떻게 일을 하느냐에 따라서 다음 근무자에게 미치는 영향이 크다. 선배 간호사는 더디기만 한 신규 간호사를 가르치는 데 어려움이 많다. 신규 간호사들이 자기만큼 따라오지 않는 것이 답답하다.

게다가 본인이 맡은 환자를 돌보면서 신규 간호사를 가르치기 때문에 업무가 가중된다. 자신이 가르친 신규의 실수로 자신이 욕을 먹을까 봐 은근히 노파심이 발동된다. 행여라도 환자에게 해가 되는 일이 있을까 걱정되어 신경도 예민해진다.

프리셉터 간호사가 후배를 가르치는 일이 힘들지만 그래도 세상에 처음부터 잘하는 사람은 없다는 것을 기억했으면 좋겠다. 동료 간호사 중에 후배 간호사에게 지나치게 위협적이거나 쌀쌀맞은 사람이 있다면 말해주어야 한다. 자신은 무엇을 잘못하고 있는지 모르는 경우가 있기 때문이다. 교육이란 실무 기술이 전부가 아니다. 사람을 대하는 태도와 업무에 임하는 자세, 간호사로서 직업의식까지도 교육된다. 후배에게 업무 스킬을 정확하고 바르게 교육하는 것도 중요하지만 자신의 감정을 절제할 줄 알고 사랑으로 후배를 교육하는 것이 먼저다. 적절한 선을 지키며 예의를 갖춰 말하고 아무리 후배라고 해도 마땅히 존중해야 하는 사람임을 잊지 않아야 한다. 말과 태도는 인성이다. 실무능력뿐 아니라 인성도 실력이라는 사실을 기억해야 한다.

다양성과 유연성

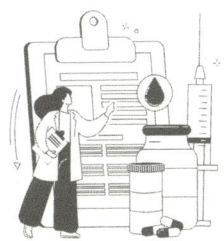

 지난해 서울의 모 병원에서 간호사의 근무 형태를 여섯 개의 탄력 근무조로 운영한다는 기사를 보았다. 유연근무제라고 하여 근무 형태를 다양하게 적용하여 선택할 수 있게 한다는 것이었다. 또 모 병원에서는 시범적으로 주 4일 근무제를 시행한다고 한다.
 많은 병원에서는 나이트 전담제를 운영하고 있다. 나이트는 많은 사람이 싫어하지만 공부하고 싶은 사람은 선호하는 근무제다. 데이나 피근무는 육아를 하는 사람이나 나이가 있는 사람에게 선호된다.
 3교대 근무는 생체리듬이 깨지고 만성적인 피로에 시달리게 하며, 육아나 가정생활에 많은 어려움을 발생시킨다. 삶의 질 저하 및 업무 부적응으로 이어져 결국

퇴직의 주요인이 된다.

간호사의 불규칙한 3교대제를 개선하려고 하는 이유는 간호사를 위해서만이 아니다. 숙련된 간호사가 병원을 떠나지 않도록 붙잡아 두려는 목적도 있다.

다행히 병원 차원에서 간호사의 일상과 행복에 관심을 갖고, 근무 형태를 개선하고자 하는 것으로 보여 늦었지만 반가운 일이다.

"선생님은 왜 나이트를 안 해요? 선생님이 나이트를 안 하니까 우리가 많이 하잖아요. 그래서 우리가 힘들어요."

어느 날, 밤 근무를 마친 간호사 중 한 명이 데이근무만 하는 나에게 이런 불만을 제기했다.

"나는 나이트는 안 하기로 하고 병원에 입사했어요. 급여도 선생님보다 적게 받아요. 선생님도 힘들면 나이트 못 하겠다고 하세요."라고 말했다.

간호사 중에는 밤 근무를 안 하면 급여가 많이 줄어들어서 생활하기 힘들다고 하소연하는 사람이 많다. 한 달에 밤 근무를 7~8번 했을 때 70~80만 원 정도(이 정도도 많은 돈은 아니지만) 급여를 더 받기 때문에 밤 근무를 할 수밖에 없다. 불만을 제기했던 간호사도 돈 때문에 힘들어도 밤 근무를 한다고 말했다.

데이 때는 밤에 일하지 않을 뿐 하루 중 업무량이 가장 많았다. 가끔은 데이 근무 중의 업무 폭증은 상상을 초월했다. 어느 날은 6명의 환자를 퇴원시키고 6명의 입원환자를 받았으며, 4명의 수술 환자를 보내고 다시 4명의 수술 후 환자를 받기도 했다. 동료 간호사 중 데이를 무척 힘들어하는 사람이 많았다. 데이만 하라고 하면 못하겠다고 말했다.

 그런데 피 근무자를 바라보는 동료 간호사들의 시선은 좀처럼 바뀌지 않았다. 동료들이 보기에 피 근무는 편하게 생각된다고 했다. 오전 9~10시에 출근하여 동료들이 시키는 일만 하기 때문에 피 근무는 업무 부담이 적다고 말했다. 교대 근무자들은 바빠서 밥도 못 먹는데 피 근무자는 밥도 여유 있게 먹고, 본인 볼 일 다 보고, 시간 외 근무가 없어서 좋아 보인다고 했다. 피 근무자가 하는 일이 없다고 말하는 간호사도 있었다. 하지만 피 근무자 있는 날과 없는 날의 업무 하중이 얼마나 다른지 잘 알기에 그렇게 말하는 것은 너무 단편적인 생각이었다. 피 근무자의 고충이라면 시키는 일만 하는 데서 오는 자존감 저하와 피로감이 있다.

 근무 형태를 다양하게 모색하는 것은 좋은 일이다. 다양한 근무 형태가 잘 운영되려면 우선 동료 간의 서로 다른 근무 형태에 대한 이해도를 높이는 것이 필요하다. 타인의 입장은 어떤지 생각하지 않고 자기 입장에서만 말하고 동료를 헐뜯는 것은 좋지 않다.

일요일 오전 데이 때 일이다. 입사한 지 일주일도 안 된 간호사가 갑자기 일요일 오전 근무에 나오지 않았고 당일 퇴사를 했다. 그렇지 않아도 부족한 인력이었는데, 한 명이 빠진 빈자리는 컸다. 쉬는 날이었기 때문에 수간호사도 출근하지 않았다. 그래서 근무자들끼리 논의를 해서 피 근무자가 오면 액팅(Acting) 업무를 봐달라고 하자고 의견을 모았다. 피 근무자가 액팅을 해 주면 비번인 간호사 중 한 명이 불려 나오지 않아도 되었기 때문에 쉽게 생각했다.

그러나 피 근무자는 단호히 못 하겠다고 했다. 자신은 피 근무인데 왜 액팅 업무를 해야 하는 거냐는 거였다. 피 근무자로서는 당연한 주장이었는데 당시에는 그녀를 이해하지 못했다. 동기 간호사였던 그녀에게 서운한 마음도 들었다. 그녀는 몇 달을 같은 병동에서 일하고 있으면서도 동료 간호사들이 어떻게 일하는지 전혀 알지 못하는 것 같았다. 동기 간호사는 근무 형태가 다르니 두세 시간씩 시간 외 근무를 하는 교대 근무자들의 어려움을 모르는 것 같았다. 이리 뛰고 저리 뛰어다니면서 일하는 간호사의 모습을 보고도 모르는 척하는 것인지, 같은 병동에서 일하고 있지만 다른 세상에서 일하고 있는 사람은 아닌지, 왜 다른 사람을 이해하려고 하지 않는지 답답했다.

나는 두세 달 만에 몸무게가 훅 빠졌고, 위장병이 다시 도졌다. 화장실 한번 가려고 해도 제대로 맘 편히 가지 못했으며, 점심을 거를 때도 많았다. 밥 먹는 시간도 아까워 10분 이내에 후루룩 밥을 마셨다. 아침 6시 반에 출근해서 저녁 6시가 넘어서 퇴근하는 일이 다반사였다.

그녀가 내 처지를 이해하지 못한 것처럼 나도 그녀의 입장을 생각지 못했다. 각자 자기 처지만 생각하니 불만은 많아지고 서로를 불신하게 되었다. 게다가 바쁘다는 핑계로 대화할 기회가 점점 줄어들게 되니 불만은 오해로 쌓였다.

서로에 대한 막연한 기대와 요구만 있을 뿐 서로를 보듬어 줄 마음의 여유가 없었다. 서로 친하다고 생각했고, 서로를 이해하는 마음도 누구보다도 크다고 생각했으나 한번 엇나가기 시작한 관계는 회복하기 어려운 지경에 이르렀다.

사실은 간호사들끼리 업무 때문에 다툴 일도 아니었다.

근무자들끼리 업무 조정을 할 일이 아니라 관리자에게 보고하여 처리할 문제였다. 병원이 시스템적으로 간호사들의 업무 강도를 낮춰야 할 문제이고, 갑작스럽게 퇴사자가 발생했을 때 대체할 인력을 병원이 마련해야 하는 것이다.

병원을 둘러싼 환경은 빠르게 변하고 있고, 병원 구성원은 매우 다양해졌다. 특히 평균수명이 길어지면서 일하려는 사람들이 많아졌다. 병원을 퇴사하고 재입사하는 사람, 뒤늦게 공부하여 간호사가 된 사람, 유휴 간호사로 병원을 떠났다가 재취업한 사람도 많다. 예전이라면 수간호사나 책임간호사를 해야 할 나이에 액팅 간호사로 일하는 사람도 부지기수다.

함께 일하는 간호사의 나이 차는 한두 살 차이가 아니다. 많게는 이삼십 년 차이가 난다. 딸이나 조카뻘, 이모나 엄마뻘 되는 사람과 일해야 한다. 기혼자 비율도 높아졌고, 남자 간호사도 예전에 비해서 훨씬 많아졌다. 대학원이나 업무적으로 필요한 공부를 하는 사람도 많아졌다. 그러니 각자의 요구와 처지에 맞는 근무 형태를 선택하여 조화롭게 일할 수 있으면 좋겠다.

병원에서 근무하는 간호사의 처지와 요구가 다양해진 만큼 시대에 맞게 다양한 근무 형태를 갖는다는 것은 환영할 일이다. 유연근무제와 주4일제 근무로 바꾼 병원의 근무 형태가 잘 정착되었는지 궁금하다. 다양한 근무 형태가 직원들 간 갈등 요인으로 대두되고 있는 것은 아니었으면 좋겠다. 병원은 유연한 근무 형태를 다양하게 시도하고 잘 정착할 수 있도록 방법을 찾았으면 한다.

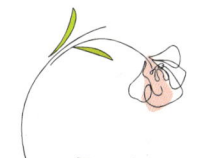

간호사

환자와 함께하기

안 아프게 놔 주세요

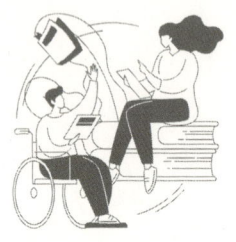

 주사에 얽힌 추억 중 초등학교 때의 일을 빼놓을 수 없다. 당시만 해도 예방접종은 학교에서 단체로 진행했다. 의사는 진찰하고 간호사는 주사를 놓았다. 주사 맞는 날 아이들은 많이 긴장했고, 앞 친구들이 주사 맞는 모습을 숨죽이며 지켜봤다. 특히 기억에 남는 주사는 불주사라고 지금으로 말하면 BCG 결핵 예방접종을 할 때였다. 간호사가 알코올램프에 주삿바늘을 달궈서 주사를 놓았는데, 어깨가 볼록 올라오는 흉터를 남기기도 했다. 한 친구는 예방주사 맞는 날만 되면 어디론가 사라져 버리곤 했다. 친구의 주사에 대한 공포는 얼마나 심한지 울며불며 냄새나는 화장실로 꼭꼭 숨어버렸다.
 주사 맞는 과정을 살펴보면 아이들이 주사에 대해

두려움을 갖는 것은 어쩌면 당연하다고 생각된다. 소독약 냄새가 코를 찌르는 낯선 공간에서 주사를 맞게 된다. 낯선 침대에서 뾰족한 바늘이 주는 시각적 공포감을 참아내야 한다. 아이는 어른들의 억센 팔에 붙잡혀 옴짝달싹하지 못한 채 공포의 순간을 견뎌야 한다. 그 공포의 순간을 견디면 바늘이 살을 찌른다. 따끔한 통증과 함께 약이 퍼지는 것이 느껴진다. 때로는 고약한 약 냄새가 후각을 자극한다. 아이들은 잊지 못할 공포와 아픔으로 주사 맞은 날을 오래 기억한다.

건강한 이삼십 대 청년들도 주사 맞는 것이 세상에서 가장 무섭다는 사람들이 있다. 노인 중에도 주사 맞기 싫어서 아파도 병원을 가지 않는다고 말하는 사람이 있다. 가끔은 실신하는 사람까지 있다. 주사에 대한 공포가 얼마나 대단한지 짐작하고도 남는다.

간호사도 주사를 놓는 것은 매우 신경이 쓰이는 일이다.

주사의 종류에는 엉덩이 주사라고 하는 근육주사, 어깨에 놓는 피내 주사, 스킨 테스트(skin test)라고 하는 알레르기 반응검사인 피하 주사, 혈관에 놓는 정맥 주사가 있다.

이 중에서 간호사에게 가장 어려운 주사가 정맥 주사이다. 정맥 주사는 꽤 많은 경력과 숙련이 필요한 업무다.

학생 때는 마네킹에 실습하고 친구들끼리 서로 팔을 내어주며 연습을 한다. 처음 주사를 놓았을 때 얼마나 떨렸는지 그때의 긴장감은 지금도 기억이 생생하다.

신규 간호사가 되어서 친구와 동료의 팔을 놓고 연습을 한다. 그러나 환자들의 혈관은 젊고 건강한 사람과 너무 다르다. 환자들의 혈관이 굵고 눈에 보이는 혈관이라면 좋겠지만, 대부분은 그렇지 못하다. 오랜 투병 생활을 겪은 환자들은 영양상태가 불량하고, 혈관까지 굳어있을 때가 많다. 어떤 혈관은 가늘고 구부러져 있어 바늘의 굵기를 감당하지 못하여 쉽게 터진다. 또 어떤 혈관은 살 속에 감춰져서 보이지 않는다. 혈관에 바늘을 찔러도 피 한 방울 나오지 않는다.

어느 날, 데이 근무 때였다. 인수인계를 마치고 병실 라운딩(회진)을 도는데 환자가 말했다.

"선생님! ○○○선생님에게 주사 안 맞을래요. 자고 있는데 아침 내내 팔을 쑤셔놓았어요. 주사 잘 놓는 사람에게 놓아달라고 할 거예요."라고 화를 내면서 말을 했다.

50대 여자 환자로 몸집이 제법 있던 환자였다. 당뇨 조절이 잘되지 않아서 일 년에도 여러 번 입원하는 사람이었다. 환자는 혈관이 가늘고 잘 보이지 않는 데다 잦은 병원 생활로 있던 혈관마저 제 기능을 하지 못하고 조금은 굳어있는 상태였다.

"하 선생님이 놓아주세요."라고 환자가 말하며 담당 간호사도 아닌 나를 가리켰다. '그냥 조용히 나에게 놓아달라고 해도 좋았을 텐데...'라는 아쉬운 마음이 들었다.

라운딩을 마치고 트레이(쟁반)에 수액과 알코올 솜, 토니켓(tourniquet, 지혈대), 주삿바늘, 반창고 등을 챙겨서 환자에게 갔다. 환자는 팔을 내밀며 말했다.

"안 아프게 놔주세요." 환자가 조금은 얄궂게 말했다.

"최대한 신경 써서 놓아 드릴게요. 가장 가는 바늘로 놓을 거예요. 근데, 바늘이 살을 찌르는데 안 아플 수가 없지요. 조금만 참아주세요."

환자를 안심시키는 말을 했지만, 부담은 백배가 되었다. 그렇다고 주사에 대한 환자의 걱정을 표현하지 말라고 할 수도 없었다. '주사 맞는 것이 얼마나 고통스러우면 안 아프게 놓아달라고 했겠나'라고 생각했다.

외래 주사실에서 일할 때 만난 40대 남자 환자가 있었다. 혼자 근무하는 중이었는데 외래 마감 시간이 지나 얼굴은 붉게 상기되어 있고 화가 난 듯 씩씩거리며 주사실로 들어왔다.

환자는 지인과 싸워서 생긴 상처로 항생제를 맞아야 했다. 항생제를 맞기 위해서는 스킨 테스트(skin test)를 피하에 주사한 후 15분 정도 기다렸다가 정맥 주사를 해야 했다. 그런데, 환자는 무조건 당장 주사를 놓아달라고 성화였다. 스킨 테스트는 알레르기 검사로 테스트 없이 항생제 주사를 놓아줄 수 없다고 말했다. 스킨 테스트는 피하에 놓는 주사로 약을 주입할 때 매우 아프다. 환자는 화가 나 있는 상태여서인지 주사를 맞을 때 무섭게 말을 했다. 다행히 이삼 초면 끝났다. 그런데 그다음이 문제였다. 15분을 기다려 정맥 주사를 놓기 전에 환자가 위협했다.

"한 번에 놓아요!!"라며 겁박했다.

나는 기분이 나쁜 것을 넘어서 안전에 위협을 느꼈다. 감정이 상한 상태에서 주사를 놓기 시작했는데, 한 번에 정맥 주사를 놓지 못하고 말았다. 환자는 "아씨 ×××, 나 안 맞아."라고 욕을 하면서 나가 버렸다. 환자가 지인과 싸워서 화난 것을 간호사에게 화풀이하는 것 같았다. 환자의 기분을 미루어 짐작할 수는 있었으나 환자의 행동을 이해하기 어려웠다.

내가 환자가 되니 입장은 바뀌었다. 내 혈관은 굵고 튼튼하며 한눈에도 정맥이 훤히 다 들여다보인다. 그런데 주사 놓기에 실패한 간호사를 만났다. 눈살이 찌푸려지도록 아팠으며 마음이 상했다.

주사 부위가 아파서 찡그리다가 또 다른 마음의 소리를 들었다. '아! 환자들이 안 아프게 놔주세요'라고 말하는 이유가 바로 이런 통증 때문이라는 걸 느꼈다.

그동안 내가 주사를 잘못 놔서 무척 아팠을 수많은 환자를 생각하게 되었다. 직접 경험하고 나니 "안 아프게 놔주세요"라고 말했던 환자를 이해하게 되었다.

어느 날부터는 두 번 정도 정맥 주사에 실패하면 동료에게 정중히 부탁했다. '끝까지 주사를 놓고 말겠어.'라는 오만은 버렸다. 환자와 간호사 모두의 고통을 줄이기 위한 선택이었다.

정맥 주사를 항상 단번에 성공하고 싶었으나 그렇지 못했다. 신규 간호사 때는 경험이 짧았다고 하더라도 경력이 쌓인 후에도 일정하게 잘 놓지 못했다.

'원숭이도 나무에서 떨어지는 날이 있다'는 말처럼 간호사도 그날 컨디션에 따라서 주사가 잘 안될 때가 있다는 변명의 말을 전해 본다.

향기에 취하다

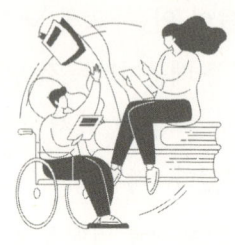

"아가~ 야야~"
"왜 그러세요?"
"화장실 갈란다."
"네. 천천히 일어나세요."

교통사고로 입원하신 아버지를 부축하여 침대에서 일으켜 세웠다. 아버지는 병실 안에 있는 화장실로 이동하는 중에 급하셨는지 종종걸음을 치셨다. 그러나 아버지는 마음처럼 빨리 움직여지지 않는 듯 조바심을 냈다. 그리고 급기야 화장실 입구에서 바지에 실례를 하고 말았다.

"아니, 아버지 그새를 못 참으시고 싸면 어떡해요."

속상한 마음을 그대로 아버지께 내뱉고 말았다.

"그러게 말이다. 그것이 마음처럼 안 되는구나."

아버지는 연신 겸연쩍어하셨다.

가족 중 한 사람이 아파서 병원에 입원하거나 집에서 기거하게 되면 간병인을 두지 않는 이상 가족이 환자를 돌봐야 한다. 환자가 거동할 수 있다면 문제가 없지만, 다리를 다쳐서 이동이 자유롭지 못하거나 인지장애가 심하거나 치료 목적으로 침상 안정을 해야 한다면 침상에서 대소변을 받아내야 한다. 보호자로서 가장 힘든 일이 어쩌면 대소변을 받아내는 일이 아닌가 생각된다.

보호자의 어려움과 고달픔은 환자와 보호자 혹은 보호자와 보호자 간의 다툼으로 번지기도 한다.

간호사에게 환자들의 대소변을 받아내는 일 역시 쉬운 일은 아니다.

신경외과에서 근무할 때의 일이다. 30대 뇌전증(Epilepsy) 남자 환자가 있었다. 환자는 여러 가지 검사를 마치고 며칠 후 수술할 예정이었다. 그런데 밤에 발작을 일으켰다. 전신의 근육이 경직되고, 눈이 돌아가고 입에 거품을 물면서 의식을 잃는 것이 수초에서 수분에 이르렀다. 환자는 진정제를 맞았는데도 몇 번 더 발작을 일으켰다. 발작 후 환자는 벌떡 일어나서 침상을 자꾸 벗어나려고 했다. 배가 아프고 변이 나오려고 한다며 화장실을 가려는 것이었다. 진정제를 맞은 후라 낙상 우려가 있어서 침상에서 대변을 보라고 했지만, 환자는 정신없는 와중에도 무조건 화장실을 가겠다고 했다. 그날은 내내 환자 곁을 지키던 보호자가 하룻밤이라도 편하게 쉬었다 오겠다며 집에 가고 없는 상태였다.

환자 키는 그리 크지 않았지만, 체격이 제법 있었다. 몸무게가 80kg은 넘었을 것이다. 정신없이 침상을 벗어나려는 환자를 혼자서 붙잡는 것은 역부족이었다. 한밤중의 소란으로 병실에 있던 환자와 보호자가 모두 깨어났다. 실랑이를 벌이는 사이에 환자가 옷에 대변을 보았다. 다행히 같은 병실에 있던 다른 환자의 보호자가 환자를 붙잡아 주어 대변을 치우고 뒷정리를 할 수 있었다. 오물을 처리하고 돌아와 보니 환자가 또다시 바지에 볼일을 보았다. 환자의 옷을 벗기고 사타구니며 엉덩이에 묻어 있는 오물을 닦아주었다. 뒤처리를 끝낸 후에는 기저귀를 채웠다. 하지만 기저귀를 채워도 소용이 없었다. 환자는 배탈이 났는지 이후에도 여러 차례 대변을 봤다. 결국 나는 밤새도록 변 치우기를 반복하며 향기에 취해버렸다.

병원에 입원한 환자 중에는 음식이나 약, 혹은 병원성 세균에 감염되어 설사로 고생하는 환자들이 있다.

설사를 멎게 하는 방법으로는 음식이나 약을 조절하거나 지사제를 주면 금방 멈춘다. 하지만 병원성 감염균에 의한 느른한 코 같은 끈적끈적한 설사는 몇 주 동안 지속되기도 한다. 설사가 지속되면 항문 주위 피부가 벌겋게 되고 헐어서 통증으로 환자들이 고통스러워한다. 특히 와상환자(bedridden)에게 설사가 생기면 욕창이 발생할 수 있어서 주의해야 한다. 환자들의 설사는 자칫하면 탈수로 이어질 수 있어서 세심한 간호가 필요하다.

의식 있는 환자 중 어떤 사람들은 다른 사람에게 뒤처리를 해달라고 하기 미안하다며 음식이나 물을 거부하기도 한다. 그러나 환자가 변비로 고생하지 않으려면 식사도 잘하고 항상 채소와 과일, 물을 충분히 먹도록 해야 한다. 입원으로 활동량이 줄고 먹는 양까지 줄어들면 변비가 생겨서 본래의 질병보다 변비 치료가 더 힘들 수 있으니 특히 신경 써야 한다. 변비가 생겼을 때는 변비약을 주거나 관장을 한다. 그것으로 해결되지 않는 경우는 손가락을 넣어서 변을 파내 주어야 한다. 변비에 걸려본 사람이라면 누구나 그 고통을 이해할 것이다.

"띵~ 동~" 병실에서 벨이 울렸다. 병문안 온 보호자가 벨을 눌렀다. 80대 남자 환자는 입원한 지 꽤 오래되었다.

"배가 아파요. 변을 보고 싶은데 안 나와요." 환자는 변비약을 먹고 있었지만 일 주 정도 대변을 제대로 못 봤다고 했다. 관장처방을 받아서 환자 곁에 섰다. 침상에 패드를 깔고 기저귀도 깔았다. 변기를 대 주면 편하지만, 환자의 협조가 어려운 경우에는 기저귀를 준비한다.

"옆으로 돌아누우시고, 다리를 배꼽 쪽으로 당겨주세요. 숨을 깊게 들이마시세요. 약 천천히 들어갑니다. 약이 들어가면 바로 대변 나오는 느낌이 있고 못 참을 것 같은 생각이 들 거예요. 바로 화장실 가면 약만 나오고 대변은 나오지 않습니다. 15분 정도 있다가 대변을 보셔야 해요."

환자의 엉덩이에서는 조금씩 관장약이 새어 나왔다. 대장에 대변이 꽉 들어찼을 때는 관장약이 제대로 들어가지 않고 다시 새 나오기도 한다. 보호자에게는 화장지를 항문에 대고 15분 정도 틀어막고 있으라고 일러주고 병실을 나왔다. 잠시 후 다시 벨이 울렸다.

"변을 봤나 봐요." 보호자가 말했다.

5분도 정도밖에 지나지 않아서 몸 밖으로 나온 것은 관장약뿐이었다. 환자가 관장약이 들어가니 배가 너무 아파서 도저히 참지 못하겠다며 벌써 대변을 보았단다. 몸에 흘러내린 약물을 닦아주고 다시 한번 관장약을 챙겨 와서 항문에 관장약을 주입했다. 환자에게 15분 이상 꼭 참아야 한다고 신신당부했다.

다행히 환자가 15분을 견뎠고 병실에 다시 갔을 때는 냄새가 풍기고 있었다. 대변이 잘 나온 것 같았다. 이불을 젖히고 기저귀를 여는 동안 보호자는 고개를 돌리고 침대에서 멀찍이 떨어졌다. 아버지의 민낯을 보는 것이 불편했을 것이고, 냄새나는 변을 본다는 것은 그다지 유쾌한 일은 아니었을 것이다.

"대변 많이 보셨네요. 고생 많으셨어요."

장갑을 끼고 티슈로 항문과 다리에 묻은 변을 닦아내고 물티슈로 몇 번을 더 닦고 나서 기저귀를 다시 채워주었다.

위생 간호라는 것이 별것 아니다. 그저 몸에 묻은 오물을 닦아내고, 또 닦아낸 후 잘 싸서 쓰레기통에 버리면 된다. 위생 간호는 즐거운 일이 아니다. 위생 간호할 때는 생각을 하지 않는 것이 좋다. 도를 닦는 사람처럼 무념무상(無念無想)으로 일해야 한다. 더럽고 냄새난다는 생각도 하지 않아야 한다. 해야 할 일을 생각 없이 묵묵히 해야 모두가 꺼리는 일을 해낼 수 있다.

위생 간호를 하는 일이 힘들지 않으려면 간호사가 환자의 건강을 위해 대소변을 관리하고 체크하는 일이 얼마나 중요한지 인식해야 한다. 위생관리는 간호의 기본 중의 기본이라는 것을 잊지 않아야 한다. 어느 누가 환자의 건강 상태를 확인하기 위해 대소변의 양과 양상, 색깔을 직접 눈으로 확인하고 관심을 가져주겠는가. 아마도 아이를 키우는 어머니나 하는 일일 것이다. 간호사로서 환자의 건강을 위해 중요한 한 부분을 담당하고 있다고 여기면 된다. 오늘도 불철주야 위생 간호를 하는 간호사를 비롯한 간호 종사자와 보호자께 머리 숙여 감사드린다.

애처로운 눈빛 마주하기

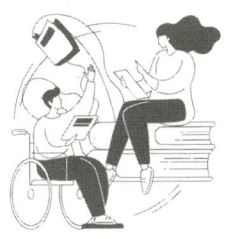

사람들이 살아가는 모습은 참으로 다양하다. 병원에서 만나는 사람들의 모습 또한 천차만별이다. 가끔은 그 모습이 기이하거나 처지가 딱하기도 하다. 간호사로서 도와줄 수 있는 부분은 한계가 있는지라 안타까운 처지에 있는 사람들을 마주할 때면 막막한 심정이다.

재활의학과에서 근무할 때의 일이다. 40대로 기억되는 환자가 있었다. 환자의 모습은 살면서 한 번도 마주한 적이 없는 모습이었다. 환자는 마치 공벌레가 자기 몸을 말아 둥근 공을 만들어 적으로부터 자신을 보호하려는 모습을 연상시키는 자세였다. 바틀렛의 조각상 <웅크리고 있는 남자> 같은 모습이었다. 관절이란 관절은 모두

몸에 들러붙은 것처럼 구부러져서 몸 가까이 바짝 붙이고 웅크리고 있었다. 몸은 비쩍 말라서 앙상한 뼈만 남아있었고, 눈은 움푹 들어가서 똘망똘망한 눈망울만 빛났다. 환자 근육은 경직과 구축(contracture)이 매우 심해서 몸을 만지면 마치 나무토막처럼 뻣뻣하여 팔과 다리를 도저히 펼 수가 없었다. 물리치료를 하고 재활치료를 시작했지만, 좀처럼 회복되지 않았다.

환자는 입원 전까지 노모와 단둘이 살았다고 했고, 침상 곁을 지키는 사람도 어머니였다. 어떤 연유로 이런 모습으로 살게 되었는지는 기억나지 않지만, 뒤늦게나마 아들의 몸을 치료하고 싶어서 입원했다고 했다.

30여 년 전에는 장기요양서비스도 없고, 요양병원이나 요양원이 그리 많지 않았다. 뜻하지 않게 생긴 사고로 불구의 몸이 되거나, 질병으로 고통받는 환자를 가족들이 집에서 돌보곤 했다. 집에서 환자를 돌보게 되면 전문가의 손길이 미치지 않는 것은 당연한 일이었다. 아마 환자도 처음에는 근육 경직과 구축이 심하지 않았을 것이다. 환자가 병원을 방문할 수도 없었고, 보호자가 어떻게 관리해야 할지 몰라서 방치하다시피 지내다 보니 그 지경에 이르렀을 것이다.

간호간병통합서비스 병동에서 일하면서도 안타까운 환자를 만났다. 60대 남자 환자가 중환자실에서 병동으로 왔다. 체격은 크지 않았으며 마른 몸을 하고 있었다. 코에는 위관영양을 할 수 있는 레빈튜브(콧줄)를 가지고 있었고, 소변 줄과 소변 주머니를 차고 있었다. 산소가 주입 중이었으며 침대에는 욕창 예방을 위해 공기 매트가 깔려 있었다.

환자는 침상에만 누워있었기 때문에 할 일이 많았다. 주사와 산소공급은 기본이고 가래가 많아서 흡인(suction)을 자주 해야 했다. 기저귀도 갈아주고, 두 시간마다 자세를 바꿔주고, 등 마사지도 했다. 열이 자주 올라서 해열제를 투여하는 일도 많았다.

환자는 폐렴 환자이면서 HIV(후천성면역결핍성) 바이러스 감염자이기도 했다. HIV 바이러스에 감염된 사람은 체내의 면역기능이 떨어지게 되어 나중에는 사망에 이르게 하는 에이즈(AIDS: Acquired Immune Deficiency Syndrome)에 걸린다. 에이즈로 발병하기 전까지 HIV 바이러스 잠복기는 10년 이상 이며, 관리만 잘한다면 노인이 될 때까지 에이즈에 걸리지 않고 생활할 수 있다.

간호사들은 HIV 환자를 간호할 때 에이즈 환자를 대하는 것처럼 감염에 노출될 수 있다는 두려움이 있다. 그리고 HIV 환자에 대한 사회적 편견과 선입견, 질병에 대한 오해와 왜곡된 시선으로 심리적 부담이 가중되며 간호에 어려움을 겪기도 한다.

환자에 대한 선입견과 편견은 질병에 대한 정확한 지식을 갖고 있을 때 줄일 수 있다. 질병의 원인과 전파경로, 예방법 등을 제대로 안다면 질병 때문에 환자를 차별하지 않을 것이다. 그러나 제대로 된 지식을 갖고 있다고 해도 꺼리는 마음까지는 어쩌지 못할 때가 있다.

HIV 바이러스 감염 환자를 간호할 때는 주의할 점이 많다. 코로나 환자를 돌보는 것처럼 방호복을 입지는 않지만, 병실을 드나드는 일이 여러모로 번거롭다. 환자 곁에 가려면 비닐 가운과 비닐장갑, 마스크를 반드시 착용해야 한다. 환자를 간호하는 도중에 필요한 물품이 있으면 콜 벨을 눌러서 도움을 요청해야 하고, 문을 사이에 두고 도와주는 사람과 도움을 요청한 사람이 문틈으로 대면한다. 혈압계와 체온계 등도 환자만 단독 사용한다. 환자들이 사용하는 식판, 환의와 시트, 쓰레기 등도 비닐에 싸서 별도 관리해야 한다. 병원 내 감염 환자에 대한 관리는 철저하게 이루어져야 한다.

"띵~동~"

콜 벨이 울렸다.

비닐 가운을 입고 병실에 들어가니 환자가 레빈튜브(콧줄)를 하고 있어서 알아들을 수 없는 목소리로 가슴을 두드리며 말을 했다. 환자의 가슴에서는 그렁그렁한 소리가 요란하게 끓어 넘치고 있었다. 빨리 가래를 빼 달라는 의미로 알아차렸다. 좌측으로 누워있던 환자의 자세를 반좌위(상반신을 45도로 앉히는 자세)로 해 주고, 가래 끓는 소리 가득한 가슴에 주먹으로 진공을 만들어서 두드려 주었다. 입에 에어웨이(air way)를 끼워 넣고 입에서 노랗고 진하며 끈적끈적한 가래를 빼주었다. 코에도 관을 집어넣어 가래를 흡인(suction)해 냈다.

요동치는 환자의 몸을 달래 가며 "힘들지요. 조금만 참아요."라고 말했다. "금방 시원하게 해 줄게요."라고 환자를 위로했다.

가래를 빼는 과정이 환자에게는 무척 고통스러운 일이다. 긴 관이 입이나 코를 통해서 기도를 지나 기관지까지 들어가기 때문에 무척 힘들어한다. 환자는 침대가 들썩거릴 정도로 몸이 크게 요동을 치고, 얼굴이 새빨개지며, 입술이 새파랗게 청색증이 올 정도로 힘들다. 가래를 흡인하는 시간은 한 번에 15초를 넘지 말며, 총 5분을 넘기지 말라고 하지만 침상 환자이며 폐렴 환자에게는 그 정도 시간으로는 가래를 감당할 수 없다. 산소를 주입하고 산소포화도를 확인하며, 몇 차례 흡인을 반복해야 가래 소리를 조금이나마 잠재울 수 있다. 가래를 빼는 과정에서 오염물이 의료진의 몸에 튀지 않도록 주의해야 한다. 요즘 같은 코로나 시국에는 더욱 그렇다.

가래를 빼주고 열을 재보니 38도가 넘었다. 해열제를 투여하고 양 겨드랑이에 얼음도 끼워주었다.

"더 필요한 것 있으세요?"

환자가 뭐라고 중얼거렸으나 알아들을 수 없었다. 환자에게 몇 번을 다시 방문하여 가래를 뺐고, 체온을 측정했으며, 얼음도 여러 차례 교환해 주었다. 병실을 나올 때마다 바라보는 환자의 눈빛은 애처로워 보였다. 해야 할 일이 많았기 때문에 돌아섰지만, 환자의 애처로운 눈빛만큼은 잊을 수가 없었다.

그 후 며칠이 지났을 때 간호사들이 나누는 이야기를 들었다.

"아휴. 저 환자 병실에는 가고 싶지 않아요."

"그런데 환자가 자꾸 우리를 불러요."

"맞아요. 자꾸 콜 벨을 누르고 우리가 가면 뭔가를

해달라고 해요."

"저도 그것 느꼈어요. 우리한테 말을 걸고, 곁에 있어주기를 원하는 것 같아요."

동료 간호사가 말하기를 환자의 보호자였던 형은 한 번도 환자를 방문한 적이 없었다고 한다. 환자에게 필요한 물품이 있어서 형에게 전화했을 때, 자기는 모르겠으니 이제 전화하지 말라고 했단다. 환자가 가족으로부터 버림받았다는 이야기였다. 간호사들이 환자에 대한 여러 이야기를 나누는 것을 보면 외면하고 싶었지만, 이미 환자의 눈빛을 읽어내고 마음에 두고 있는 것이리라 여겨졌다.

환자들의 호전되지 않는 질병, 의료에서 소외, 가족으로부터 외면 등 안타까운 처지에 있는 사람들을 만날 때 간호사가 할 수 있는 일은 그리 많지 않다. 치료에서 환자에게 필요한 간호를 하고, 인간적인 측은지심((惻隱之心)을 갖는 것이 전부일 때가 많다.

타인의 고통을 이해한다는 것

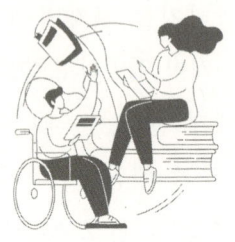

환자 한 명이 간호사실 앞을 서성거렸다. 70대 남자 환자로 얼굴은 간 질환이 있는 환자답게 노란 듯 푸른 듯 검은빛이다. 몸은 바짝 말라서 살점이라고는 찾아보기 힘들고, 얼굴은 골격이 그대로 드러나 있다. 팔뚝에는 PICC(말초삽입중심정맥관, Peripherally Inserted Central Catheter)라는 주사가 있었다. PICC는 6개월 이상 사용할 수 있는 정맥 주사관이다. 주사 줄을 통해서 하얀 우윳빛 영양제와 비타민이 섞인 노란 포도당 식염수가 들어가고 있고, 마약성 진통제가 인퓨전 펌프(Infusion pump)를 통해서 주입되고 있다. 환자의 옆구리에서는 푸른 이끼 같은 담즙이 관을 통해서 주머니로 흘러내리고 있다. 환자의 고개와 어깨는 어정쩡한 자세로 앞으로 숙이며 구부정하다. 표정은 언제나처럼 고통을 참아내고 있는 것 같다. 환자는 폴대를 밀면서 몇 번이나 간호사실 주변을 왔다 갔다 했다.

나는 분주히 왔다 갔다 하면서도 환자를 유심히 지켜봤다. 말기 암이었던 환자는 하루 네 번 마약성 진통제를 복용하고 있으며, 인퓨전 펌프를 통해서 24시간 마약성 진통제가 투여되고 있었다. 그러나 효과가 없는지 하루에도 여러 번 마약성 진통제를 추가로 맞았다. 환자가 간호사실 앞에 놓여있는 의자에 앉으면서 말했다.

"선생님! 진통제 좀 놓아주세요."

환자는 몇 번을 망설였을 말을 어렵게 꺼냈다.

"30분 전에도 진통제 맞으셨잖아요."

"맞았는데 소용이 없어요."

"하루에 여섯 번 이내로만 처방되어 있는데, 벌써 세 번이나 맞으셨어요. 밤까지 버텨야 하는데, 어떡하려고 그러세요?"

"저녁에는 어떻게든 버텨 볼게요. 그러니 지금 한 대 더 놓아주세요."

환자는 이미 마약성 진통제에 내성이 생겼다. 약물 내성이 생겨서 예전과 같은 양을 투여해도 처음과 같은 효과가 나타나지 않아 계속 용량을 늘려야 했다. 하루에 두세 번의 진통제로 충분하던 것이 이제는 예닐곱 번의 마약성 진통제를 투여해도 효과가 없었다. 가끔은 플라세보(placebo, 위약효과)를 썼다. 사실 말기 암 환자와 진통제를 두고 줄다리기하는 것이 의미 없을 때가 많다. 그런데도 환자와 간호사 사이에 자주 실랑이가 벌어진다.

병실에 입원해 있던 환자를 외래에서 다시 만나는 경우가 종종 있다. 암 환자뿐만 아니라 일반 환자 중에서도 퇴원을 하고도 통증을 이기지 못하고 외래를 방문하여 주사를 맞기도 한다.

40대 후반의 여자 환자가 있었다. 그녀는 양잿물(수산화나트륨)을 마시고 식도 협착이 심해서 수술한 환자였다. 양잿물은 강알칼리 독극물로 중독되면 구강, 식도, 위점막이 헐고 궤양이 생기며, 식도 또는 유문(위의 입구)에 구멍이 생기거나 협착이 생긴다.

환자는 수술한 지 4~5년이 지났고, 입·퇴원을 반복했으며, 2년 넘게 외래를 방문하고 있었다. 식도 협착이 심했던 그녀는 유동액으로만 음식을 섭취해야 했다. 그러나 환자는 컨디션이 조금 좋아지면 고형물로 된 음식을 먹었다. 먹고 나면 통증을 견디지 못하고 병원을 방문했다. 어떤 날은 하루에 두세 번이 넘게 마약성 진통제를 맞기 위해서 주사실을 방문하기도 했다.

환자는 먹는 것이 부실하다 보니 주사실을 방문할 때마다 얼굴색이 안 좋아졌다. 성인 몸무게가 35kg 정도밖에 되지 않을 정도로 몹시 마른 상태였다.

"병원에 안 와야 하는데 또 왔어요. 선생님."

환자가 간호사들의 눈치를 먼저 살폈다.

"별말씀을요. 아프면 오셔야지요."

내가 환자를 침상으로 안내하며 말했다. 환자가 침상에 누우면서 묻지도 않은 이야기를 꺼냈다.

"어제는 예전에 수술했던 대학병원에서 진료도 받았어요. 다시 수술하게 되면 터질 수도 있다고 재수술은 안 하는 것이 좋겠대요. 그냥 이렇게 살아야 한대요."라고 말하며 눈물을 훔쳤다. 통증으로 힘들어하는 환자에게 대학병원 진료를 권유했었는데, 진료 결과를 말하는 것이었다.

"먹지 말아야 하는데, 아들이 군대를 제대해서 갈비를 조금 먹었더니 이렇게 난리가 났어요. 죽만 먹어야 하는데 그걸 못 참았어요."

먹고 싶은 욕구를 참는다는 것이 얼마나 고통스러운지 알기에 환자의 말에 어떻게 대답해야 할지 몰라서 가만히 듣고만 있었다.

"이대로 살아야 한다니 죽고만 싶어요. 목이 이렇게

부어올라서 먹지도 못해요. 병원에 안 와야 하는데 너무 아파서 다시 왔어요."

환자의 목 주변이 숨을 쉴 때마다 주먹만 한 풍선이 있는 것처럼 부풀어 올랐다가 가라앉기를 반복했다.

"통증이 심하면 병원에 와야죠. 그런데 통증과 함께 살아가야 한다면 통증을 다스리는 법을 찾아야 할 것 같은데… 주사는 일시적인 도움을 줄 뿐 지속적이지 않잖아요."

"선생님 말씀이 맞아요. 병원 오는데 30분 가는데 30분, 매일 주사 맞으러 병원을 오가는데, 이렇게 사는 건 사는 게 아니에요. 그래도 이거 맞으면 서너 시간은 안 아프니까 병원에 오게 되네요."

"힘들어서 어떡해요."라고 말하면서도 환자에게 어떤 위로가 될까 싶었다.

"선생님, 항상 걱정해 주셔서 감사해요. 진짜 걱정해 주시는 분은 선생님밖에 없어요."라고 연신 고맙다고 했다. 통증 때문에 잠을 못 잤다는 환자는 주사를 맞자마자 잠이 들었다.

먹고 싶은 것을 마음대로 먹지도 못하고, 통증으로 인해서 잠도 자지 못하며, 평범한 생활을 누리지 못하는 환자의 삶을 생각하니 몹시 안쓰러웠다. 환자에게 삶의 질이 있기나 할까.

나는 몇 년 전 항아리를 씻다가 항아리가 깨지면서 손목에 크게 손상을 입었다. 요골동맥이 파열되면서 피가 하늘로 솟구쳤고, 손목의 근육과 인대, 정중신경이 반절은 잘려 나갔다. 수술을 통해서 회복은 되었지만 6개월간의 고단한 재활치료를 받았다. 재활치료를 하는 동안 운동치료와 도수치료를 받았는데, 통증이 어찌나 심한지 치료할 때마다 아프다고 고래고래 소리를 질렀다. 밤에 잠을 자다가 심한 통증 때문에 깨는 날이 많았다. 병원에서는 통증의 정도를 0~10점으로 점수를 매긴다. 아기 낳을 때를 가장 심한 통증이라고 하여 10점을 준다. 통증이 심할 때는 아이 낳을 때보다 훨씬 더 많이 아팠다. 통증이 어찌나 심한지 통증 점수 20점 정도는 되는 것 같았다. 평생 통증을 안고 살아야 한다면 너무나 비참할 것 같았다.

자고 일어나면 금방 회복되던 이삼십 대에는 통증을 호소하는 환자를 이해하려고 했으나 쉽지는 않았다. 형식적으로 대하기도 했고, 다소 귀찮게도 여겼다. 가끔 그것도 못 참는 사람이라며 타박하기도 했다. 의료인으로서 환자의 아픔을 이해하려고 노력은 했지만, 진심으로 이해할 수 있는 것은 아니었다.

통증이 얼마나 참기 힘든 것인지 경험하지 않고는 알 수 없는 영역이었다. 극심한 통증을 경험하고 난 후에야 환자들의 고통을 조금이나마 이해할 수 있게 되었다.
 통증으로 고통받는 환자들이 오늘은 조금 덜 힘든 하루를 보냈기를.

절망이 가슴에 들어찰 때

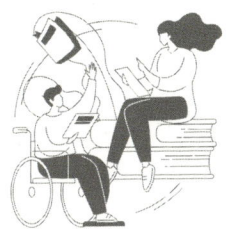

　휠체어에 몸을 의지한 채 주사실을 방문한 어르신이 있었다. 90세에 가까운 여자 환자로 자그마한 몸집에 고운 얼굴을 하고 계셨다. 휠체어를 밀고 온 자녀와 또 다른 자녀도 뒤따라 들어왔다. 보호자들은 어르신을 극진히 보살피고 있었다.

　환자에게는 아미노산(고단백) 영양제가 처방되어 있었다. 두세 시간은 주사를 맞아야 하니, 침대에 눕도록 안내했다. 노인 중에는 몇 달에 한 번씩 영양제를 맞는 사람이 있는데, 어르신은 처음 방문이었다. 보호자들은 밖에서 대기하도록 하고 수액을 준비하여 환자의 침상 곁으로 갔다. 어르신은 얼굴이 어두워지더니 말씀하시기 시작했다.

　"나이를 먹으면 죽어야지."

"어르신 무슨 말씀을 그렇게 하세요."

"내가 무슨 암에 걸렸대. 그런데, 수술은 어렵대. 뭐만 먹으면 여기 속이 얹힌 듯 답답해서 아무것도 안 먹혀."

"그러셨군요."

"애들 고생하게 무슨 일인지 모르겠어. 그냥 자는 듯 가야 하는데, 애들 고생만 시키네."

"부모님 아플 때 자녀들이 돌보는 것은 당연하죠."

"나는 살 만큼 살았으니 이제 그냥 가고 싶어."

"치료할 수 있는 만큼 해 보셔야죠."

"에휴, 늙은이가 더 살아서 뭐 해."

어르신은 그 뒤로도 몇 번 더 주사실을 방문했다. 어떤 날은 통증이 심하셨는지, 짜증을 많이 내기도 했다. 주사실에 올 때마다 환자의 표정이 점점 어두워졌다.

사람들은 의사로부터 회복할 수 없는 질병이라는 진단을 받고 나면 다양한 모습을 보인다. 의사였던 엘리자베스 퀴블러(Elizabeth Kubler Ross)에 의하면 인간은 상실을 경험할 때 부정, 분노, 타협, 우울, 수용의 다섯 단계를 거친다고 한다.

병원에서 만났던 환자들이 이런 다섯 단계를 모두 거치는지는 알 수 없었다. 환자들은 병원 생활을 하면서 다양한 모습으로 표출되었다. 어떤 사람은 겉으로 드러나는 모습은 매우 편안한 모습을 하고 있고, 또 어떤 사람은 우울한 얼굴을 하며 매일 우는 사람도 있었다. 앞서 소개한 환자처럼 자기 죽음을 수용하고 있는 것 같지만 얼굴에서는 우울과 분노 등이 담겨있기도 했다. 어떤 사람들은 내면의 분노를 뜻하지 않는 곳에서 터트렸다.

자신이 질병으로부터 회복되지 않을 것이며, 자신은 머지않은 시간에 죽을 것이라는 사실을 받아들이는 일이 누구에게나 쉽지 않은 일일 것이다. 죽음이란 나이와 상관없이 두려운 것이리라.

40대 초반의 남자 환자가 있었다. 외모는 준수했으며 키도 크고 몸은 건강해 보였다. 환자는 폐암 진단을 받고 치료를 위해 지방에서 서울로 왔다. 환자는 폐에 농양이 생겨 갈비뼈 사이를 헤집어 튜브를 꽂아 폐에서 직접 농양을 제거하는 시술을 받았다. 갈비뼈 사이를 파고드는 튜브가 환자를 계속 고통스럽게 했다. 진통제를 맞고도 쉬 잠들지 못하는 날이 많았다. 가끔은 숨쉬기 힘들어서 산소를 투여하기도 했다. 폐에 꽂은 튜브를 통해서 항암제를 직접 투여하는 치료도 시작했다. 항암제를 투여하고 난 후 며칠은 더 고통스러워했다. 환자는 항암 치료를 받았지만, 병세가 좀처럼 호전되지 않고 점점 악화하였다. 환자는 극도로 예민한 상태가 되었다.

병실의 아침은 여간 부산스럽고 소란스러운 것이 아니다. 새벽 5시만 되어도 간호사가 분주히 들락거리면서 혈압을 재고, 혈당검사와 혈액검사를 하고, 아침 식전에 먹는 약과 주사를 제공한다. 전날 하루 동안 먹은 음식의 양과 몸에 주입된 수액량, 대소변량을 체크한다. 환자가 밤사이 편안히 잠을 잤는지 통증은 없었는지도 확인한다. 주치의는 환자의 환부를 들여다보며 소독을 한다. 의료진들의 바쁜 발걸음 소리가 요란하게 병실을 왔다 갔다 한다. 이른 아침 엑스레이나 CT를 촬영하기 위해 침대가 들고 나가기도 한다. 침대와 카트 부딪히는 소리, 사람들의 발걸음 소리, 의료진들이 나누는 말소리 등 이른 아침의 소란함은 밤새 잠을 이루지 못한 환자에게는 고통일 뿐이다. 아침 청소가 시작되고, 밥차도 들어왔다가 나간다. 입맛을 잃은 환자에게 음식 냄새 또한 역겹기는 마찬가지다.

아침 주치의의 회진이 끝나고 나면 환자에게 추가되는 검사들이 줄을 잇는다. 추가되는 약이나 주사가 있을 때도 있고, 아침에 퇴원이 결정되기도 한다. 어떤 이에게는 새로운 하루를 시작하는 활기찬 시간이지만 누군가에게는 고통의 시간이 된다.

사건이 있던 날 아침에도 환자는 통증과 옆 침상 환자의 소란으로 밤새 잠을 이루지 못했다. 환자는 아침 9시가 되어서야 겨우 잠이 들었다. 당일 아침 주치의는 병세가 더 나빠졌다고 환자에게 설명했고, 검사를 통해 다시 확인해 보자고 했다. 환자에게 추가된 CT는 금식이 필요한 검사였다. 담당 간호사는 환자를 깨워 금식을 설명할 수밖에 없었다. 아침에 겨우 잠들었다는 것을 알고 있었지만 어쩔 수 없었다. 환자를 조심스럽게 깨우고 "○○○님 금일 CT 찍을 예정이라 6시간 이상은 금식을 하셔야 합니다."라고 말을 하고 돌아섰다.

잠시 후 환자가 갑자기 소리를 지르면서 병실 복도로 나왔다. 한 손에는 가슴에 박은 튜브로 연결된 뻘건 피가 흐르는 통을 들고 있었고, 다른 손으로는 수액을 거는 폴대를 밀고 있었다. 환자는 수액을 걸었던 폴대를 병실 복도에 패대기치며 소리 질렀다.

"아침에 겨우 잠들었는데 깨워. 이씨 ×××"

환자의 소란에 많은 사람이 뛰쳐나와 환자를 지켜보았다.

"사람이 잠을 자게 해야지. 도대체 잠을 잘 수가 없어. ×발"

환자는 무섭게 욕을 하면서 한참 동안 소리를 질렀다. 병원이 환자 한 사람 한 사람을 배려하지 않은 면도 있어서 이해되었지만, 간호사가 환자의 감정 쓰레기통이 된 것 같아서 마음이 불편했다. 평소 환자의 모습과 달라서 당혹스럽기도 했다.

환자가 난동을 부리는 모습을 한참 바라보는데 환자의 또 다른 마음도 보였다. 환자가 잠을 잘 수 없었다는 핑계를 대며 소란을 피우고 있지만, 자신의 병세가 악화되는 것에 대한 분노를 쏟아내고 있는 것 같았다. 환자가 상실감으로 고통스러워하는 것으로 여겨졌고, 분노 가득한 절망이 보이는 듯했다. 환자는 자기의 죽음이 목전에 와 있는 것을 도저히 받아들이지 못하는 듯했다. 어쩌면 속으로 이렇게 외치고 있는지도 모를 일이었다. '내가 암이라니 뭔가 잘못되었을 거야. 내가 암일 리 없어'라고 부정하거나 '나에게 왜 이런 일이 일어난 거지? 이런 일은 있을 수 없어.'라며 분노했을지도 모른다. '이제 겨우 40대인데 죽음이라니 하느님도 무심하시지.'라며 믿지도 않았던 하느님을 원망하기도 했을 것이다. '내가 뭘 잘못했나?', '내가 좀 더 건강에 주의했더라면 이런 일이 없었을 텐데…'라며 지난날에 대한 후회스러운 마음으로 서글퍼지기도 했을 것이다.

환자는 자신이 무너져 내린 경험을 여러 차례 했을

것이다. 안타까운 것은 환자의 슬픔과 분노, 고통과 외로움을 함께 나눌 수 있는 사람이 없다는 것이었다. 환자는 미혼인지 이혼 상태인지 알 수 없었으나, 누나가 두어 번 병문안 온 것을 보았을 뿐이었다. 환자를 지지해 줄 가족이나 친인척이 없어 보였다.

환자에게는 통증으로 고통스러울 때 손잡아 줄 수 있는 사람, 병세가 나빠질 때 슬픔과 절망을 안아줄 수 있는 사람이 필요했다. 신에 대한 원망과 분노, 울부짖음을 들어줄 수 있는 사람, 지난날에 대한 후회와 원한을 나눌 수 있는 사람이 곁에 있어야 했다. 그러나 그의 곁에는 사람이 없었다. 그래서일까? 며칠 뒤 환자는 홀연히 세상을 떠나버렸다.

아직 젊은 나이였고, 입원한 지 얼마 되지 않아 갑작스럽게 떠난 환자를 보면서 무척 당황스러웠다.

환자가 의지할 수 있는 지지체계로 상담가, 종교인, 자원봉사자가 있었더라면 심리적 안정을 찾고 위로받을 수 있었을 것이다. 환자 곁에 사랑하는 가족, 친구, 이웃이 있었다면 죽음에 대한 공포와 절망을 이기고, 통증으로 인한 고통을 좀 더 잘 극복했을 것이다.

환자 곁에는 지지해 줄 사람이 없었다는 것이 안타까웠다.

사랑하는 가족이나 친구가 환자에게 얼마나 큰 힘을

주는지 새삼 느끼게 되었다. 그리고 1인 가구가 많아지는 요즘 개인적 울타리를 넘어 사회적 지지체계가 하루빨리 마련되어야 한다고 생각했다.

오직 하나 생명 지키기

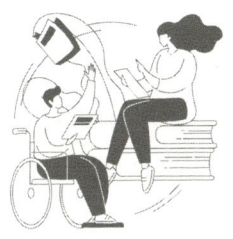

"딩동댕"

"코드 블루, 코드 블루, 63병동, MC"

코드 블루(Code Blue)는 병원에서 심장마비가 온 환자가 발생했다는 것을 알리는 방송이다.

'코드 블루' 방송이 날 때 의료진들은 자연스럽게 귀를 쫑긋하면서 듣게 된다. 혹시 자신의 병동에서 본인이 담당하는 환자에게 응급상황이 온 것은 아닌지 하고 귀 기울이는 것이다. 자신이 아니라면 안도의 한숨을 돌리지만, 자신을 부르는 방송이라면 하던 일을 멈추고 무조건 달려가야 한다.

보통 사람이라면 살면서 응급상황을 한두 번 겪을까 말까이겠지만 간호사는 수시로 있는 일상이다. 간호사는 언제 어디서든 발생할 수 있는 응급상황에 대처할 수 있도록 준비하고 교육 훈련해야 한다. 응급상황은 신규 때에 비해서 경력이 쌓이면 자연스럽게 능숙해지지만 급박한 상황에서는 언제나 긴장하며 가슴을 졸이게 된다. 응급상황이란 그야말로 느닷없이 예기치 않게 일어나는 일이라 발생할 때부터 끝날 때까지 긴장의 연속이다. 환자가 죽고 사는 생사의 갈림길에서 간호사의 역할이 얼마나 중요한지 잘 알기에 중압감이 더 크다.

응급상황을 떠올릴 때면 완전 생신규일 때 처음 겪은 응급상황을 잊을 수가 없다. 대학을 졸업하고 병원에 입사해서 처음으로 일하게 된 곳은 소화기내과 병동이었다. 간호사 한 명의 병가로 석 달 임시로 일하게 되었다.

요즘이라면 완전 생신규에게는 석 달 정도 교육을 하지만, 20~30여 년 전 병원에서는 교육 없이 바로 현장에 투입되는 일이 많았다.

입사한 지 며칠 되지 않은 어느 날 한참 병실을 돌며 액팅이 해야 할 일을 마치고 간호사실로 돌아왔는데 선배 간호사가 보이지 않았다. 선배 간호사는 수간호사 다음인 책임간호사였다. 신규 간호사에게 책임간호사는 어렵게만 여겨지고 우러러보이던 때였다.

선배 간호사는 간호사실 옆에 있는 중환자 병실에서 분주히 왔다 갔다 하고 있었다. 조금 소란한 것 같아서 언뜻 보니 환자에게 심장마비가 왔다는 것을 눈치로 알아차렸다. 심장마비 환자를 처음으로 마주해야 하는 순간이었다. 그러나 어떻게 해야 할지 몰라서 병실로 들어가 보지도 못한 채 마음을 졸이며 간호사실에 있었다. 가슴이 콩닥거리고 두렵기만 해서 애꿎은 차트만 만지작거리며 눈치만 살폈다. 간호사실에서 딴청을 부리며 응급상황을 모르는 척하고 싶었는데 점차 자신이 부끄러워졌다. 중환자가 있는 병실로 들어가 곁에서 지켜보는 것만으로도 교육이고, 선배 간호사가 시키는 심부름이라도 해야 한다는 것을 뒤늦게 깨달았다. 요즘 신규 간호사들은 워낙 교육도 철저히 받기 때문에 이런 일은 없을 것이라 여겨진다.

예전엔 코드 블루 방송도 없었고, 응급의료팀도 없었다. 응급상황이 발생하면 주치의와 병동 내 간호사 둘이서 모든 응급처치를 해야 했다. 주치의 숙소에 전화를 하거나 삐삐라는 호출기에 '8282'라는 응급신호를 보냈고, 답이 없으면 주치의 숙소로 달려가 누구든 불러왔다. 얼떨결에 불려 나온 주치의와 담당 간호사 둘이서 능숙하게 응급처치를 하면 환자가 살고 그렇지 않으면 죽는 구조였다.

다행히 환자의 심장이 돌아왔다 해도 의식이

돌아오지 않은 환자가 많았는데 이런 환자에게 기도삽관(intubation)을 하고, 인공호흡기를 연결하고, 심장 모니터기를 붙이고, 혈액과 강심제, 수액을 들이부으면서 병동에서 돌봐야 할 때도 많았다. 병원 내 중환자실 침상이 많지 않아서 병동 간호사실에서 가장 가까운 곳에 중환자 병실을 마련하고 중환자 간호를 해야 했다.

"선생님! 환자가 이상해요. 와 보세요."
오전 근무를 위해 인수인계를 받는 중이었는데, 환자 한 분이 달려와서 같은 병실에 있는 환자가 이상하단다. 아침 식사 도중에 환자가 이상해졌다고 했다.

병실 입구 첫 번째 침상에 있는 환자였는데 식사를 하는 중이었다. 입가에 물과 음식이 흘러나와 있었다. 환자가 일시적인 경련을 일으킨 것인가 생각하던 찰나 몸이 뒤로 넘어가면서 의식을 잃어가며 입술이 새파랗게 변하고 있었다. 환자에게 심장마비가 온 것이다.

"선생님! 응급이요."라고 큰 소리로 외치며 환자의 가슴 중앙에 두 손의 손바닥 뒤꿈치를 대고 손깍지를 낀 채로 가슴압박을 시작했다. 얼마의 깊이로 얼마의 속도로 가슴압박을 눌러야 하는지는 이미 몸에 익숙해 저절로 이루어지는 일이다.

"응급"이라 외친 소리에 아침 인계를 중단하고 간호사들이 달려왔다. 응급 카트와 제세동기, 이동용 산소를 밀고 왔다. 달려온 간호사 중 한 명이 손을 바꿔서 심장압박을 했다. 누군가는 코드 블루 방송을 했고, 또 누군가는 중환자실에 연락했다. 서너 명의 간호사가 침대를 밀고 중환자실로 이동을 시작했다.

중환자실에 입실하고 얼마 되지 않아 주치의를 비롯한 응급의료팀 대여섯 명이 도착했다. 이제는 응급의료팀장이 응급상황을 총지휘했다. 의사들이 번갈아 가며 심장마사지를 했고 간호사들은 말초 정맥로를 확보했다. 또 다른 간호사는 환자 심장 상태를 관찰할 수 있는 기계를 부착하고, 혈압을 측정하고, 기도삽관을 할 기구들을 준비하고, 산소를 주입했다.

담당 간호사는 수시로 환자의 상태를 메모했고, 투여된 주사제 종류와 양, 심장마사지 한 시간, 산소량과 산소포화도 등 응급처치 상황을 기록했다. 응급상황에서 구두로 이루어지는 처방을 빠지지 않고 기록하는 일이 중요하다. "에피 두 개, 셀라인 오백, 이백줄…" 등등 의사의 구두 처방은 끝이 없다. 응급상황에서는 컴퓨터에 바로 기록할 수 없으니 따로 메모지에 기록해 두어야 한다.

정맥 주사를 통해서 생리식염수가 들어가고 심장 기능을 강화할 수 있는 주사제도 주입되었다. 제세동기를 통해서 심장 충격이 가해지고, 주사제가 더 투입되었다. 10여 분 만에 환자의 심장이 반응을 보이기 시작했다. 심장이 뛰고 있다는 표시로 심전도가 그래프를 그렸다. 그러나 환자의 의식은 돌아오지 않았다.

의사는 환자의 어깨에 중심 정맥관을 삽입했다. 또 다른 의사는 간호사와 협력하여 기도삽관을 실시했다. 의사가 능숙하지 않다면 기도삽관이 늦춰져 환자에게 뇌 손상을 일으킬 수도 있다. 의사의 스킬이 중요한 순간이다. 기도삽관 후에는 기도삽관 튜브에 산소를 연결한 수동식 인공호흡기 앰브백(Ambu bag)을 손으로 짜주면서 공기가 폐까지 들어가도록 했다. 인공호흡기도 연결했다.

환자 모니터링 기계에는 환자 상태가 표시되었다. 심전도가 안정되었으며, 수축기 혈압과 이완기 혈압도 정상 범위에 이르렀고, 호흡도 안정되면서 산소포화도가 90%를 넘었다. 환자의 멈춰진 심장과 호흡이 어느 정도 안정적인 상태에 이르면서 한고비를 넘겼다.

한바탕 응급처치가 끝나면 담당 간호사는 응급처치 상황을 차트에 기록한다. 또 다른 간호사는 응급 카트를 점검하여 사용한 주사제, 기도삽관용 튜브, 주사기, 수액

세트, 산소마스크 등의 응급 물품을 채워놓는다. 심전도기 및 제세동기 등 사용한 기계를 소독하고 충전도 해 두어야 한다. 매 근무 시작 전 다시 응급 카트(cart)를 점검하기도 한다. 다음 응급환자를 위한 물품을 미리 점검해 두어야 하는 것이다.

10여 년 만에 다시 응급상황을 접하고 나서 20~30년 전과는 확연히 달라진 응급의료체계에 놀랐다. 응급의료팀이 4분 이내에 도착했고, 응급 처치할 수 있는 사람은 충분했으며, 지휘자가 분명했다. 역할도 적절하게 분담되었으며, 의료진은 신속하고 능숙했다. 당일 오후에는 응급의료팀장이 응급처치 전반적인 진행 과정을 평가하고 조사하기도 했다.

응급처치의 과정은 긴장의 연속이지만 팀으로 이루어진 심폐소생술의 과정은 안심이 된다. 가끔은 팀으로 이루어지지 못할 때가 있다. 다른 동료들이 바쁘거나 응급의료팀이 제대로 콜이 안 되었을 때는 그야말로 난감한 상황이 된다.

병원 내에 응급의료시스템이 제대로 갖추어져 있어야 하고, 의료진들도 능숙하게 평소 교육과 훈련이 잘 이루어져야 한다. 더 나아가 응급의료팀의 풍부한 경험을 무시할 수 없다. 응급처치란 아무리 잘했다고 해도 아쉬움이 남을 수 있으니 제대로 평가하고 빈틈없는 의료체계와 시스템을 갖추는 노력이 필요하다.

심폐소생술 과정에서 간호사는 생명 살리기에만 신경 쓴다. 오직 환자가 생명의 끈을 놓지 않도록 붙잡아 두려는 것이다. 의료진은 환자의 생명을 지키기 위해 혼신의 노력을 다한다. 가끔은 환자를 돌이킬 수 없을 때가 있다. 뜻하지 않은 환자의 죽음 앞에 의료진은 죄책감을 느낀다. 좀 더 일찍 환자의 상태를 알아차렸거나 좀 더 능숙한 처치를 했다면 살릴 수 있었을 것이라 여긴다. 그러나 인간의 능력으로 어쩔 수 없는 영역은 수용할 줄 알아야 한다.

과잉 대응이 나아요

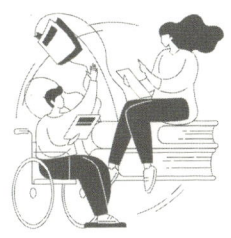

"헉! 헉! 헉! 제 차례가 언제예요?"

환자 중 한 명이 숨을 헐떡거리면서 주사실 앞에서 서성거리며 자신의 순서를 물었다.

"네 번째 순서예요. 조금만 기다려 주세요."

"빨리 좀 해주세요."

환자는 급하게 말을 이었다.

20대 남성으로 큰 키에 마스크를 쓰고 있었는데, 눈 주위가 발갛게 달아올라 있는 것이 눈에 들어왔다. 환자를 보고 난 후엔 두드러기가 전신에 올라와서 힘들어서 재촉했다는 것을 알았다.

"주사가 뭐예요?" 환자가 물었다.

"항히스타민과 스테로이드제예요. 평소에는 잘 먹지 않는 특별한 음식을 드셨어요?"

"이틀 전에 주사 맞고 이렇습니다. 제가 게보린 같은 제제에 알레르기가 있는 거래요. 이런 일이 처음이라서 몰랐어요."

이전 처방 내역을 확인 해 보니 아세트아미노펜 계열의 약과 주사가 있었다. 약물 알레르기는 사람들이 모르고 지낼 때가 많다.

"먹는 약과 주사제 이름은 알고 계시나요?"

"아니요. 몰라요."

포스트잇에 처방된 약과 주사제 이름을 적어주면서 약 이름을 기억하도록 했다. 이후에 병원 진료를 받을 때면 의료진에게 알릴 것을 당부했다.

"숨 가쁘지는 않으세요?"

"네. 약간 숨도 가빠요."

가까이에서 보니 환자는 숨이 찰 정도로 얼굴과 목 주위 부종이 심했다.

"주사 맞고 집에 가서서도 발진이 안 가라앉고 숨쉬기 힘들면 응급실로 바로 오셔야 합니다."

아나필락시스 쇼크(Anaphylactic shock)로 급격하게 목이 부어오르게 되면 위험한 상황이 올 수도 있어서 다시 한번 주의사항을 강조했다.

어느 날은 60대 여자 환자가 엉엉 울면서 주사실을 방문했다. 환자가 주사실을 방문할 때 울면서 방문하는 경우는 많지 않기 때문에 깜짝 놀라 물었다.

"무슨 일이세요? 많이 아프신가요?"

환자가 대답하기 전에 주치의가 주사실에 들어오면서 말을 건넸다.

"조영제 CT 촬영 후 부작용이에요. 푸라콩과 덱사메타손 처방했어요."

알레르기에 쓰이는 항히스타민제와 스테로이드제를 처방했단다. 주사제를 확인하고 환자의 엉덩이에 근육주사를 놓았다. 얼굴뿐만 아니라 주사를 놓는 엉덩이 부위에도 발진이 벌겋게 올라와 있었다. 주사를 맞고 난 환자는 하소연하기 시작했다.

"팔, 다리, 몸이 온통 난리예요."라고 말하며 팔을 걷어붙였다. 팔다리를 보여주고 상의를 들어 올리며 배도 보여주었다. 온몸에 붉은 발진이 올라와 있었고, 피부의 각질이 하얗게 벗겨지기도 했다.

"매우 가려우시겠어요."

"한 달이 지났어요. 그런데 낫지 않고 이래요. 아니 도대체 조영제가 뭐 이래요."

"많이 힘드시겠어요. 조영제 부작용을 호소하시는 분이

의외로 많이 있어요."

환자는 꽤 힘들어 보였다. 한편으로는 어떻게 한 달 동안 두드러기가 낫지 않고 있는지 의아했다.

"한 달간 해외여행 다녀왔어요."

"알레르기가 심한데 해외여행을 다녀오셨다면 많이 힘드셨겠어요."

"그래서 오자마자 바로 여기로 왔어요. 머리부터 팔다리, 음모까지 다 빠졌어요."

환자는 하소연하면서 엉엉 소리 내어 슬프게 울었다. 간호사 생활하면서 이렇게 약물 부작용이 오래가는 경우는 처음 보았다.

"처방된 약이 있던데 약을 드셨는데도 호전되지 않았나 봐요?"

"아니요. 약을 안 먹었어요."라고 환자가 답했다. 순간 할 말을 잃었다.

환자는 조영제 CT를 찍고 전신에 발진이 올라와서 먹는 약을 처방받았으나 임의대로 약을 먹지 않았단다. 환자는 조영제 부작용을 쉽게 생각했던 것 같다. 의사의 처방도 따르지 않아서 증상이 호전되지 않은 것이다. 조기에 치료했다면 금방 호전되었을 텐데 방치했다가 일을 더 키운 것이다.

코로나 초기에 의료진들에게 코로나 백신 예방접종이 실시되었다. 백신 휴가도 없던 초기에 예방접종을 한 의료진들은 심한 통증으로 진통제를 먹어가면서 일했다. 매스컴에서는 연일 코로나 백신의 부작용에 대해 방송이 나왔지만, 간호사들은 '코로나 백신 부작용 그까짓 게 별 대수랴. 백신 부작용이라는 것이 다 그렇지.'라며 콧방귀를 꼈다.

나도 코로나 백신 부작용을 대수롭지 않게 여겼다. 부작용이 심하다고 하니 주사를 맞고 난 직후에는 진통제를 먹었다. 6시간 후에는 진통제 한 알을 더 먹고 잠이 들었다. 잠을 자는 도중 통증 때문에 깼다. 관절과 근육이 심하게 아팠다. 오한이 나기 시작하며 이빨이 다닥다닥 소리를 내며 부딪혔다. 온몸이 바들바들 떨려왔다. 핫팩을 끌어안고 있는데도 추위를 견디기 힘들었다. 해열진통제 두 알을 삼키고 다시 자리에 누웠다. 밤새 끙끙 앓았으며 꼬박 이틀 동안 바깥출입을 하지 못했다. 여러 종류의 예방접종을 해 봤지만 이렇게 심한 부작용은 처음이었다.

많은 사람이 코로나 백신 예방접종을 했고 다양한 부작용을 경험했다. 보통은 주사 부위의 통증, 근육통과 관절통, 피로감 등을 호소했지만 부작용이 심했던 사람도 있었다. 한 지인은 고열에 전신 발진이 심해서 구급차를 타고 대학병원 응급실 진료를 받았다. 또 어떤 사람은 온종일 잠만 잤고 일주일 동안 집에 누워있었다고 했다.

간호사는 일상적으로 약과 주사를 자주 접하기 때문에 약물 부작용을 간과하는 경향이 있다. 가끔은 약물을 주입할 때 별생각 없이 습관적으로 일하곤 한다. 그런데 주사제에 민감한 환자들이 꽤 많다. 환자 중에는 안정성이 입증되었다고 하는 약물조차 혈관통, 구역, 구토, 두드러기, 가슴 답답함 등을 호소했다.

정맥 주사 후에 멍이 심하게 올라오는 경우는 일상적인 일이다. 근육주사는 근육을 딱딱하게 만들기도 하고, 마치 신경을 마비시킨 것처럼 한동안 다리를 움직일 수 없을 정도라고 호소하는 사람도 있었다. 어떤 환자는 손등에 주사 맞고 난 후 감각이 없어지고 저릿하다며 손해배상을 요구하기도 했다.

간호사는 모든 약물은 어떤 사람에게는 심각한 부작용을 일으킬 수 있다는 것을 기억하고 조심스럽게 다루어야 한다.

항상 약물에 대한 부작용을 염두에 두고 있어야 한다. 환자에게 나타나는 약물 부작용에 예민해야 한다. 흔히 발생하는 약물 부작용이라고 하더라도 소홀하게 대해서는 안 된다. 약물 작용과 부작용에 대해서 제대로 알고 신속하고 적절하게 대처해야 한다. 몸이 보내는 약물 부작용의 모든 이상 신호는 안일한 대응보다 과잉 대응이 훨씬 낫다.

그들의 속사정

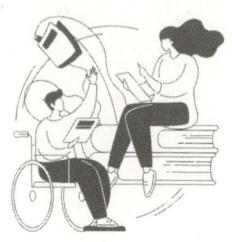

 헤모글로빈 정상 수치는 12~15g/dl인데, 이에 훨씬 못 미치는 수치 4g/dl인 환자가 있었다.
 "빈혈의 원인을 모르겠어요." 환자가 말했다.
 "검사는 해 보셨어요?"
 "안 했어요. 혈액검사만 했어요. 몸이 좀 안 좋아서 병원에 오면 빈혈 수치가 내려가 있어요."
 일 년에 대여섯 번 수혈을 받는 60대 남자 환자였는데, 혈액검사 이외에 다른 검사를 하지 않았다는 것이 의아했다.
 "혈액검사는 기본적인 검사일 뿐이라서 빈혈의 원인을 알려면 좀 더 자세한 검사를 해야 해요."
 "검사는 안 할 거예요."
 "철 결핍성 빈혈은 원인을 파악해서 원인 치료를 해야

호전되는 병이에요."

"검사 안 하고 기도로 나을 겁니다."

환자로부터 뜻밖의 답변을 들었다.

"인터넷 검색해 봐요. 내가 기도를 해줘서 나은 환자가 많아요. 암 걸린 환자들 내가 기도해서 낫게 했어요. 이런 내가 기도를 해서 나아야죠. 나도 기도로 나을 겁니다."

환자는 인터넷에 이름을 치면 검색이 되는 사람으로 교회의 목사였다.

"기도하러 대구로 갈 겁니다. 당분간 못 볼 거니까 그리 아세요. 병 다 나아서 올게요."

환자는 그 뒤로 두어 번 더 방문했다.

환자의 신념과 종교를 존중한다. 그러나 질병의 원인을 치료하지 않고는 증상이 쉽게 해결되지 않는다는 것을 알기에 정확한 검사와 적절한 치료를 거부하는 환자가 이해되지 않았다.

수혈받기 위해서 외래를 방문하는 70대 여자 환자가 있었다. 환자 역시 헤모글로빈 수치가 정상범위를 한참 벗어났다. 보호자는 밤에 트럭 운전을 하는 아들이었는데, 밤일을 마치고 경기도에서 어머니를 모시고 온다고 했다.

"안녕하세요. 오늘도 수혈받으러 왔어요." 보호자가 먼저 반갑게 인사했다.

"안녕하셨어요? 오늘 수혈 두 개 있네요. 혈액이 준비되려면 한 시간 반에서 두 시간은 걸려요. 수혈 시간도 서너 시간은 걸리니까 점심까지 드시고 오세요."

외래 환자들이 수혈을 위해서 아침에 일찍 진료를 받더라도 혈액검사 후 결과가 나오기까지 한두 시간 이상 기다려야 한다. 혈액검사 결과가 나온 후에도 한두 시간을 더 기다려야 수혈을 시작할 수 있다. 수혈받는 시간도 서너 시간이 소요되기 때문에 온종일 병원에 있어야 한다.

환자와 보호자는 멀리 가지도 않고 주사실 근처에서 대기했다. 점심은 간단히 빵으로 때웠다고 했다. 밤일을 마친 보호자는 대기실 의자에 앉아서 졸고 있었다.

환자와 보호자를 위해서 혈액을 빨리 준비해달라고 검사실에 부탁했다. 재촉 전화를 했다고 해도 한 시간 반 정도는 기다려야 했다. 컴퓨터에 혈액이 준비되었다는 화면이 보였다. 혈액은행에서 혈액을 받아 온 후 동료 간호사와 함께 혈액과 환자를 확인하고, 수혈 직전에는 다시 두 명의 간호사가 혈액과 환자를 확인했다. 대학병원에서 수혈은 인턴업무였으나 중소병원에서는 간호사가 시작부터 마무리까지 다 했다.

환자가 침상에 오르면서 이야기를 시작했다.

"이번에도 너무 기운이 없어서 병원에 왔어요. 피를 맞을 때가 되면 숨도 가쁘고 기운이 없어요."

환자가 병원을 방문하게 된 이유를 말했다.

"증상이 있어서 오면 혈액 수치가 낮은 거네요?"

환자의 얼굴을 살폈다. 환자의 낯빛은 노르스름했고, 팔의 피부는 푸석푸석하며 탄력이 없고, 건조했다. 몸은 바짝 말라서 거의 피부와 뼈가 딱 붙어 있는 정도였다.

"다른 증상은 없으세요?"

"항문에서 피가 나와요. 치질 때문에 생긴 거래요. 치질이 있은 지 오래됐어요."

"그럼 치질 치료를 하시면 되잖아요."

요즘처럼 의료가 발달한 때에 치질은 간단한 수술을 통해서 치료될 수 있는 질병이다.

"돈이 없어서 못 해요."

"치질 수술은 돈이 많이 들지는 않아요."

환자에게 치질 치료를 위해 비용이 많이 들지 않으니 좀 더 적극적인 치료를 해 보라고 권했다. 하지만 환자에게 건네는 말은 전혀 설득력이 없어 보였다. 환자의 경제적 사정이 어떠한지 혹은 또 다른 이유가 있는지 그들의 깊은 속사정은 알 수 없었으나 적절한 치료를 하지 못하고 있는 것 같아서 안타까웠다.

수혈을 통해서 환자의 건강 상태가 빠르게 회복될 수 있지만, 다른 원인이 있다면 수혈은 일시적인 치료일 뿐이다. 따라서 출혈이나 혈액의 이상을 확인하고 근본적인 원인을 치료하지 않으면 환자의 건강 상태는 악화할 수밖에 없다. 수혈에 대한 맹신보다는 질병의 근본적인 원인을 치료하는 것이 우선이다.

 수혈은 철 결핍성 빈혈이나 수술 중 과다 출혈로 인한 혈액량을 보충하여 쇼크를 예방하고, 헤모글로빈 수치를 증가시켜 말초 순환계와 조직에 충분한 산소를 공급하여 환자의 회복을 돕는다. 그런데 가끔 수혈로 인한 부작용이 발생하기도 한다.

 수혈을 시작한 지 얼마 지나지 않아서 콜 벨이 울려서 달려가 보면 환자는 이불을 뒤집어쓰고 얼굴은 긴장되어 덜덜 떨고 있다. 몇 분 후 38도가 넘는 열이 오르기 시작한다. 심한 오한과 발열은 환자를 참을 수 없을 만큼 힘들게 한다. 즉시 혈액을 멈추고 주치의에게 보고하고 생리식염수를 주입하며, 처방된 항히스타민제와 해열제를 투여한다. 수십 차례 병실을 들락거리면서 환자의 상태를 살피고 바이탈 사인(vital sign, 활력징후)을 측정한다. 환자는 30여 분 이상을 몹시 힘든 과정을 거치고 한 시간 정도 지나면 오한이 멈추면서 열도 내리고 안정을 되찾는다. 수혈의 부작용으로는 오한과 발열 이외에 두드러기나 가려움, 어지러움과 호흡곤란 등이 있다.

 수혈에 따른 부작용을 예방하기 위해 여러 가지 처치를 한다. 혈액에 대한 적합성 검사를 정확히 하고 수혈부작용을 완화하는 항히스타민제도 투여한다. 수혈에 따른 부작용이 없는 경우가 많지만 어떤 환자에게는 아무리 세심하게 관찰하고 관리를 해도 소용이 없다. 환자들의 혈액 속사정이 어떠한지 알 수 없지만 철저한 준비에도 불구하고 수혈에 따른 부작용이 있다. 수혈로 인한 부작용은 환자에게도 힘든 일이지만 간호사에게도 여간 바쁘고 고단한 일이 아니다. 환자가 힘들수록 간호사도 힘들기 마련이다.

 수혈할 때는 신경 쓸 일이 한둘이 아니다. 가장 중요한 것은 정확한 환자에게 정확한 수혈이 이루어지도록 해야 한다. 잘못 투여하여 용혈반응이 일어나면 사망에 이를 수 있으니, 오류가 있어서는 안 된다. 이외에도 수혈 세트가 잡아당겨져서 빠지거나 헐거워져 혈액이 새지 않도록 주의해야 하고, 너무 빨리 들어가거나 너무 느리게 들어가지 않도록 주입속도가 적절한지도 신경을 써야 한다. 가끔 혈액이 굳어서 주입되지 않을 때도 있으니, 수혈관리를 잘해야 하고 수시로 환자의 피부 상태도 살펴서 제대로 주입될 수 있도록 해야 한다.

환자 중에는 수혈로 인해서 간염, HIV 바이러스, 매독 등에 감염될 수도 있다는 불안과 두려움을 갖고 있다. 간간이 발생하는 수혈 사고는 환자가 수혈에 대한 거부감을 갖게 한다. 개인적인 신념이나 종교적 신앙심 때문에 수혈에 거부감이 있을 수 있는데 여러 장벽을 모두 넘어서야 수혈할 수 있다. 아무리 수혈로 인한 이점이 많다고 해도 환자의 동의 없이 수혈할 수는 없다.

간호사는 환자의 신념과 가치관까지도 존중하는 마음을 가져야 한다. 수혈은 모두에게 부담이 되기 때문에 수혈이 안전하게 이루어질 수 있도록 최선을 다하는 수밖에 없다.

예방이 최선입니다

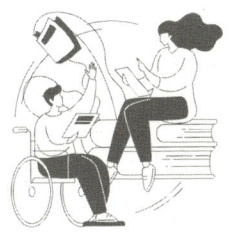

 다리 골절로 오랫동안 침상에만 누워있어야 하는 환자들에게는 깁스로 인해 생기는 불편함은 쉽게 해결되지 않는다. 다리 전체를 깁스로 감싸거나 다리에 견인 장치를 달고 수 주 동안 누워있어야 하는 환자들에게는 고역이 아닐 수 없다. 골절로 인한 통증도 견디기 어려운데, 한 자세로만 누워있으면 아프지 않은 곳이 없다. 환자들은 발뒤꿈치의 살이 눌려 빨갛게 되면서 물집이 생기며 짓무르고 아프다고 호소하는 경우가 많다. 간호사는 발뒤꿈치가 눌리지 않도록 솜 붕대를 받쳐주어 또 다른 상처가 생기지 않도록 해야 한다. 깁스는 통풍이 되지 않아 항상 습기가 차고, 고약한 냄새도 난다. 피부가 벗겨지고 짓무르지 않으면 다행이다. 견인 장치를 하고 종일 같은 자세로 누워있으면 등에 땀도 차오르고 몸이 배겨 불편하기도 하다. 이때 몸을 들썩여 주지 않으면 침대와 몸이 맞닿은 뒤통수, 어깨, 등, 엉치 등의 피부가 금방 빨갛게 변한다. 곁에 있는 보호자가 도움을 주면 금방 불편감은 사라진다. 의식이 있는 환자들은 자신의 불편감을 해소하기 위해서 여러 방법을 시도한다. 그런데 사지 마비가 있거나 의식 저하가 있을 때는 살이 물러져도 알아차리지 못한다. 그러므로 간호사와 보호자는 환자의 피부를 보호하기 위한 여러 예방 활동을 해야 한다.

기저귀를 교체하고 난 간호조무사가 말했다.
"○○○님 엉덩이 살이 벗겨졌어요."
폐렴으로 입원한 지 며칠 되지 않은 노인 환자였다. 환자가 며칠간 고열로 고생했고, 식사도 잘하지 못했으며 밤에 잠도 잘 자지 못했다. 움직일 힘조차 없어 보일 정도로 기력이 약해져 있었다.

환자가 거의 움직이지 않고 같은 자세로 오랫동안 누워있어서 욕창이 발생한 것이다. 엉덩이에 직경 1cm 정도의 살갗이 벗겨지고 발적이 있었다. 욕창 주변을 손으로 마사지하고 환자를 돌아 눕힌 다음 드레싱 제품을 챙겼다. 상처 부위를 소독하고 얇은 습윤밴드를 사용해서 마무리했다. 환자에게는 자주 돌아누우라고 말했고,

간호조무사에게는 환자의 자세를 자주 변경해 주고 위생관리를 좀 더 신경 써 달라고 부탁했다.

환자가 병원에 입원하면 간호사는 욕창 유무, 피부 상태 등을 반드시 측정한다. 욕창을 사정하는 평가도구(Braden scale)를 이용하는데, 감각 지각, 습기 정도, 활동성, 가동성, 영양상태, 마찰력 등을 평가한다. 입원 중에 욕창이 발생하기라도 하면 간호사에게 비상이 걸린다. 욕창 상태를 평가하고, 사진을 찍어서 기록으로 남긴다. 욕창이 치료될 때까지 매일 관찰하고 기록해야 한다. 욕창 상태에 알맞은 소독과 드레싱을 실시하고, 주치의에게 보고한다.

욕창이란 지속적인 신체적인 압박으로 혈액순환장애가 일어나서 피부, 피하, 근육 등에 발생하는 피부 손상을 의미한다. 즉 피부 궤양을 말한다. 욕창이 많이 발생하는 부위는 후두부(뒤통수), 견갑골(어깨뼈), 귀, 주관절(팔꿈치), 척추(등뼈), 장골(골반뼈), 미골(꼬리뼈), 무릎, 발뒤꿈치, 복숭아뼈 등으로 우리 몸에서 돌출된 부위에 주로 발생한다. 욕창 치료가 가장 어려운 부위가 미골(꼬리뼈) 부위에 생긴 경우이다. 오랫동안 누워있는 환자들의 체중 압박을 가장 많이 받는 부위이기도 하고 배설물에 의해 쉽게 오염되기 때문이다.

욕창이 발생하여 호전되지 않고 악화되는 환자에게는

한 가지 문제만 있는 것은 아니다. 욕창이 발생하는 환자 중에는 노인이거나 당뇨나 심혈관질환 등의 기저질환이 있고, 사지 마비로 감각기능이 저하되고 인지 및 의식장애가 있는 경우가 많다. 전반적인 건강 상태가 좋지 않을 뿐 아니라 영양상태도 좋지 않다. 복합적인 건강 문제가 있는 환자에게는 작은 상처도 치유될 수 있는 회복력이 부족하다. 환자들은 스스로 불편함을 피하는 행동을 하지 못하며, 자신에게 이로운 행동을 하지 못한다. 누군가 도와주지 않으면 혼자서 문제를 해결할 수 없다.

요양병원에서 오랫동안 입원해 있다가 전원 온 환자가 있었다. 욕창이 호전되지 않고 악화하여 치료를 위해서 입원했다. 80대 남자 환자로 뇌졸중이 있었으며, 좌측 사지 마비가 있었다. 당뇨가 있었고 코에는 위관영양을 위해 레빈튜브(콧줄)를 하고 있었다. 간단한 의사소통은 가능했으나, 인지장애가 있었고 적극적인 자기표현은 하지 않았다. 가래가 많아서 가끔 흡인기를 통해서 코와 입에서 가래를 빼주어야 했다. 피부는 푸석푸석하게 건조했으며, 몸은 바짝 말라 있었다.

환자의 엉덩이에는 뻥 뚫린 구멍이 있었다. 동그란 모양의 욕창이었는데 직경 3cm 정도였으며, 깊이는 꽤 깊었다.

욕창 진행 단계에서도 최고 단계인 욕창 4단계에 해당했다. 피부뿐만 아니라 근육까지 손상을 입어서 엉치뼈가 드러날 정도였다. 환자에게는 매일 엉덩이를 습윤 거즈로 채우는 드레싱을 실시했다. 그러나 환자의 뻥 뚫린 엉덩이는 좀처럼 살이 차오르지 않았다.

어느 날부터 환자가 설사를 하기 시작했다. 변을 치우고 뒤돌아서면 대변이 흘러나오고, 치우고 나면 또 대변이 항문을 통해서 흘러나와서 엉덩이의 욕창 부위를 완전히 오염시켰다. 욕창 부위를 습윤 거즈로 채우고 표면은 방수가 되는 드레싱 제제로 마무리해 보았지만, 오염물이 욕창 부위를 적시는 것을 막을 수는 없었다. 변실금이 계속되어 욕창을 소독하는 일도 쉽지 않았다. 드레싱 전담 간호사가 하루 한 번 소독했으나, 모두 오염되어 담당 간호사가 여러 번 다시 드레싱을 해야만 했다.

하루는 드레싱 전담 간호사가 도움을 요청했다. 참고로 대학병원에서는 인턴이 드레싱을 하지만, 중소병원에서는 전담 간호사나 응급구조사가 담당하기도 한다.

"선생님, 거즈 조금 더 가져다주세요."

두꺼운 솜뭉치 같은 거즈를 간호사에게 건넸다.

"출혈이 좀 더 심해진 것 같아요."

상처 밖으로 빨간 피가 배어 나와 거즈를 다 적셨다.

드레싱 하는 간호사를 도와주고 싶었지만, 밖에서 부르는 소리에 병실을 나와야 했다. 잠시 후 다시 드레싱 전담 간호사가 다급하게 도움을 요청했다.

"선생님, 출혈이 심해요. 주치의 콜 해주세요."

드레싱 전담 간호사는 땀을 뻘뻘 흘리며 두껍게 거즈를 댄 엉덩이를 두 손으로 틀어막고 있었다. 그러나 좀처럼 출혈이 멈추지 않았다. 병실을 지나가던 다른 과 주치의가 도움을 주었지만, 소용이 없었다. 드레싱을 하던 간호사는 침대에 올라가 무릎을 꿇고 두 손으로 환자의 엉덩이를 틀어막으면서 수술실로 이동했다.

욕창 관리는 환자를 돌보는 사람의 역할이 제일 중요하다. 피부는 항상 청결하게 관리해야 하고, 압박이 가해지지 않도록 최소 두 시간에 한 번씩 환자의 자세를 변경해 줘야 한다. 베개나 받침대를 이용하여 몸이 눌리지 않도록 늘 신경 써야 한다. 시트는 구겨지지 않도록 평평하게 깔아야 하고, 압박을 최소화할 수 있는 공기 매트리스를 깔아주어 주는 것이 좋다. 혈액순환을 위해서 피부를 두 시간마다 마사지해 주는 것도 필요하다. 무엇보다 환자의 전반적인 건강 상태를 회복하고 영양상태가 개선되도록 노력해야 한다. 환자의 건강 상태가 나빠지고, 탈수나 영양불균형이 생기면 욕창은 급격하게 악화된다. 작은 상처였는데 순식간에 상처 안쪽에서 살이 썩어갈 때도 있다. 필요하다면 욕창이 악화하기 전에 전문가에게 의뢰해야 한다.

  병원에서 이루어지는 욕창 예방 활동은 중환자실을 제외한 거의 모든 병동에서 보호자나 간병인, 간호조무사의 손에 의해서 이루어진다. 욕창 예방 활동은 보조 인력의 도움을 받지만, 간호사가 해야 할 중요한 업무이다. 간호사는 욕창 발생 위험이 있는 환자를 주의 깊게 모니터링하고 욕창이 발생하지 않도록 예방교육과 간호를 해야 한다. 욕창 간호는 매우 세심한 관심과 관찰이 필요한 일이다. 욕창은 무엇보다 예방이 최선의 치료다.

길을 잃었어요

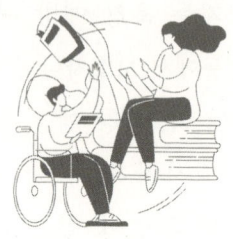

 밤 근무를 마친 간호사가 인수인계를 마쳤지만 퇴근하지 못했다. 입원해 있던 환자 중 한 명이 이른 아침에 없어진 것이다. 70대 남자로 뇌출혈 수술을 받은 환자였다. 환자는 수술 후 회복단계에 있었고, 며칠 후 퇴원할 예정이었다.
 환자는 뇌출혈로 후유증이 있었다. 자신이 놓여있는 상황을 올바르게 판단할 수 있는 능력인 지남력(사람, 장소, 시간)에 장애가 있었다. 병실 생활에서 두드러지게 나타나는 특징으로는 환자가 자신이 입원해 있는 병실을 찾아가지 못했으며, 자신의 이름이 무엇인지, 여기가 어디인지 알지 못했다. 뇌의 브로카 영역(Broca's area) 손상으로 실어증이 발생했는데 언어를 이해하나 본인이 하려는 말을 정확하게 표현하지 못했다.

이런 환자가 없어졌으니 심각한 상황이 아닐 수 없었다.

보호자가 잠깐 볼일을 보는 동안 환자가 없어졌다고 했다. 밤 근무 간호사는 한 시간 가까이 환자를 찾아 병원을 다 뒤졌지만 찾지 못했단다. 결국 경찰서에도 신고했고, 여러 번 병원 내부와 병원 주변도 찾아보았다. 하지만 환자를 찾지 못했다.

그 뒤로 한 시간쯤 지나서 경찰서로부터 전화가 왔다. 병원에서 30~40분은 걸어가야 하는 버스 터미널에서 환자복을 입고, 슬리퍼를 신고 있는 사람을 수상히 여기고 누군가 경찰서에 신고했다고 했다.

간호사들은 가슴을 쓸어내렸다. 환자에게 일어나는 안전사고만큼은 피하고 싶은 것이 간호사의 마음이다. 돌보고 있던 환자가 없어졌다는 것은 혹시 발생할 수 있는 안전사고에 무방비 상태가 됨으로써 매우 위협적인 상황이라고 할 수 있다. 병원에 입원해 있는 동안 환자의 안전을 책임져야 할 간호사는 이런 상황이 가장 난처하고 긴장되는 순간이 아닐 수 없다.

80대의 여자 환자가 고관절 골절로 수술하고 응급실을 통해 입원했다. 밤 근무자가 인계 중에 하는 말이 이 환자 한 명 때문에 너무 힘들었다고 한다. 간호사의 퀭한 표정이 밤사이 어떤 일이 있었는지 말해주고 있었다.

병동에 입원할 때는 치매가 있다는 말을 안 해서 간호간병통합서비스 병동에 입원시켰는데, 알고 보니 치매가 있는 환자였다고 했다. 간호간병통합서비스 병동에 입원하면 보호자나 간병인이 따로 필요 없다고 하니 입원했다고 한다. 간호간병통합서비스 병동에 입원하려면 환자가 불편할 때 콜 벨을 누를 정도는 되어야 한다. 그러나 치매 환자들은 콜 벨을 누를 정도의 인지능력이 되지 않는 경우가 많다. 다음 날 아침 보호자에게 물어보니 집에서는 치매가 심하지 않았다고 했다. 평소에는 치매가 심하지 않았다고 하더라도 낯선 환경에서는 인지 기능이 제 역할을 하지 못한다.

고관절 수술 후에는 다리 사이에 삼각 베개를 놓고 누워서 일정한 자세로 누워있어야 한다. 뼈가 잘못 붙을 수 있어서 자세가 매우 중요하다. 그런데 밤사이 보호자가 없는 상태에서 환자는 침상 밖으로 자꾸 나가려고 했고, 간호사는 환자를 붙들어야 했다. 덩치가 꽤 있던 무거운 환자를 끌어올려서 자세가 유지되도록 해야 했다. 환자가 주사를 잡아 빼서 웃으며 시트를 피범벅으로 만들었다. 결국 환자에게 억제대를 했다. 환자가 옷에 대소변을 보았고, 설사를 열 번은 넘게 해서 계속 치워야 했다. 환자가 자지 않고 계속 웅얼거려서 같은 병실의 환자들은 한숨도 자지 못했다. 환자가 의료진에게 욕을 하기도 했다.

환자는 불안해서 나타나는 증상이었겠지만 환자를 붙들고 있어야 하는 간호사와 간호조무사는 할 일도 많았고 돌봐야 할 환자도 많았다.

기나긴 밤이 지나고 아침이 밝았지만, 환자의 불안한 눈빛은 여전히 흔들렸다. 낯선 환경과 낯선 사람들 속에서 환자가 느꼈을 긴장과 초조감은 담당 간호사가 해결할 수 있는 문제가 아니었다.

환자를 보면서 친정어머니를 생각하지 않을 수 없었다. 어머니는 담석증으로 수술을 하고 한동안 병원 생활을 했다.

"왜 인자 와?"

"어제도 왔었잖아요."

"어제도 왔었어?"

"네 어제도 오고, 매일매일 왔었어요."

"그래? 몰라. 잊어버렸어."

어머니는 매일 방문하는 딸을 항상 잊어버렸다. 처음에는 어머니가 어제오늘의 일을 기억하지 못하고 딸의 이름을 기억하지 못하는 것을 가볍게 여겼다.

수술 후 회복기가 지나고 병원을 옮겼다. 병원을 옮기면서 개인 간병인 대신 공동 간병인이 있는 병실로 입원했다. 이때부터 일이 심각해졌다. 어머니는 새로운 환경에 적응하지 못했다. 본인 병실을 찾아가지 못했으며 당최 어디가 어딘지 몰랐다. 다른 사람들과 싸우고 욕을 했으며 집에 가겠다고 소리를 지르고 난리가 났다. 간호사로부터 몇 번이나 전화를 받았다.

'아니, 공동 간병인 있어서 입원시켰는데 왜 보호자를 오라 가라야. 왜 어머니를 컨트롤하지 못하는 건데...'

보호자로서 불만이 생겼다. 나중에 치매 검사를 받고 난 후 치매가 상당히 진행된 상태라는 말을 들었다.

어머니의 병원 생활은 순탄치 않았다. 어머니가 변을 보고 나서 벽에 바른다고 했고, 화장실의 물을 마셨다고도 했다. 이상한 것을 보기도 한다고 했고, 누군가와 말을 하듯 계속 중얼거린다고도 했다. 병원에 입원해 있는 동안 어머니의 모습은 변화무쌍했다. 어머니가 낯선 환경에 불안해서 그랬다는 것을 나중에야 알았다. 요양병원 간호사들은 어머니를 이해하려고 노력했다. 지극 정성으로 돌봐주신 간병인 덕분에 어머니도 점차 안정을 되찾았다.

병원에 입원한 환자 중에 뇌 질환(뇌경색, 뇌출혈, 치매 등) 있는 환자를 간호하는 것은 무척 힘든 일이다. 뇌에 질병이 있는 환자들은 의사소통이 어렵기 때문에 평소와 다른 이상행동을 보이면 제어하고 통제하기가 힘들다. 감정적이고 정서적인 문제도 동반하는 경우가 많아서 간호가 여간 까다로운 것이 아니다.

뇌 질환이 있는 환자는 의료진 손만으로는 감당할 수 없다. 환자 곁에는 24시간 환자를 돌봐 줄 보호자(간병인)이 반드시 있어야 한다. 보호자(간병인)는 의료진 못지않게 환자의 치료와 회복에 많은 도움을 준다. 치료적인 부분이야 의료진들이 할 일이지만, 간병하는 사람은 환자의 사소한 병수발을 해주며 안전을 책임진다. 보호자 덕분에 환자는 신체적 불편감을 줄이고 심리적 안정감을 찾을 수 있다.

간호사 중에는 뇌 질환이 있는 환자를 간호하는 것을 힘들어하는 사람들이 많다. 손이 많이 가고, 통제되지 않는 환자에 대한 거부감이 크다. 그러나 뇌 질환이 있는 환자의 입원과 수술률이 높아졌다. 환자들은 신체적인 문제뿐 아니라 정신·심리적인 문제가 복합적으로 나타나는 경우가 많은 만큼 환자의 질병에 따른 특성을 잘 이해하고 간호할 필요가 있다. 간호사도 신체적인 질병을 치료하는 것 못지않게 정신·심리적인 간호를 해야 한다. 환자에 대한 적극적이고 긍정적인 이해로 마음의 부담을 내려놓을 수 있기를 바란다.

우리 어머니처럼 정신을 빼앗겨 길을 잃고 헤매는 사람도 병원에서 맘 편히 치료와 간호를 받을 수 있어야 한다.

기도는 마음속으로

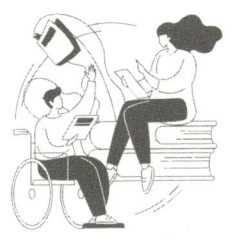

폐암 말기 환자에게 응급조치를 마쳤으나 소생되지 않았다. 주치의가 말했다.

"환자 호플리스 디스차지 해주세요."

호플리스 디스차지(hopeless discharge)란 치료를 계속해도 환자가 소생할 가망이 없다고 판단을 내리고 환자를 퇴원시키는 것을 말한다.

우리나라에서는 전통적으로 임종은 집에서 맞이해야 한다고 생각해 왔다. 집이 아닌 장소에서 사망하면 객사라고 하여 좋지 않은 것으로 여겼다. 과거에 의사가 가망 없는 환자를 퇴원시키는 것은 자연스럽고 당연하게 받아들였다. 요즘은 호플리스 디스차지가 없지만 이십여 년 전 만 해도 호플리스 디스차지는 흔히 있는 일이었다.

호플리스 디스차지 전에 주치의는 보호자에게 환자가 살아날 가망이 없음을 설명하고 보호자가 집에 가기를 희망하여 간단하게 동의하고 서명을 하면 바로 집에 갈 수 있었다. 죽어가거나 어쩌면 이미 죽었을지 모를 환자를 구급차에 싣고, 인턴은 기관 삽관에 연결된 앰브백(ambu bag, 수동식 인공호흡기)을 잡고 환자의 집까지 모셔다드렸다. 인턴은 환자를 집에 모신 후 기관 삽관을 제거하고 돌아왔다. 당시만 해도 인턴의 주요 업무 중 하나가 호플리스 디스차지 환자를 집에 모셔다드리는 일이었다.

과거에 사람들은 생을 마감할 때 의사와 간호사의 손으로 떠나보내고 싶어 하지 않았다. 될 수 있으면 평소 자신이 생활하던 익숙한 생활공간인 집에서 친지들의 배웅을 받으면서 떠나고 싶어 했다. 병원에서도 집에서 한 생을 마감하도록 돕는 것이 의료인의 당연한 도리라 여겼다.

당시에는 병원에서 완전히 죽음을 맞이하는 경우가 아니라면 간호사가 죽음에 이르는 환자를 돌보는 일은 드물었다. 그러나 최근에는 죽음 직전에 병원을 방문하는 환자가 늘어났으며, 죽음을 앞두고 있다고 하더라도 집으로 돌아가지 않고 병원에서 죽음을 맞이한다. 호스피스 병원이 생기면서 죽음이 예견된 환자는 의료진의 돌봄 속에서 죽음을 준비한다.

사람에게는 고유한 삶의 방식이 있듯이 죽음의 방식도 그러하다는 것을 우리는 안다. 법적으로도 죽음에 대한 자기 결정권이 존중되고 있다. 이제 간호사에게는 환자가 존엄한 죽음에 이르도록 안내하고 간호하는 일도 중요해졌다.

병원에 입원했다가 퇴원한 지 이틀 만에 다시 재입원한 말기 암 환자가 있었다. 몇 번의 입원과 퇴원을 반복하던 환자였고, 환자뿐 아니라 보호자도 낯익은 분이었다.

업무를 시작하자마자 환자의 상태가 나빠지기 시작했다. 의료진은 이미 예견된 일이라 그리 놀라지는 않았다.

환자의 혈압과 산소포화도가 떨어지기 시작했다. 수축기 혈압(정상 수축기 혈압 120~100mmHg)은 40~50mmHg으로 떨어졌다. 덩달아 산소포화도(정상 산소포화도 90% 이상)가 40~50%대로 떨어졌다. 산소를 최대(Full)로 주입해도 겨우 70%를 넘었을 뿐이었다. 맥박(정상 맥박 60~100회/분)은 분당 130회를 넘었고, 호흡(정상호흡 16~20회/분)은 35회를 넘었다.

환자의 배우자와 자녀들이 병원에 도착했다. 주치의가 보호자에게 환자의 상태를 알렸고, 모든 응급처치를 하지 않기로 하는 사전연명의료의향서(DNR, do not resuscitate)에 서명을 받았다.

두 시간이 지난 후에는 산소포화도가 80%까지 올랐고, 수축기 혈압도 60mmHg대까지 올라왔다. 그러나 얼마 되지 않아 환자에게는 체인 스톡 호흡(Cheyne stokes Respiration)이라고 하는 임종 전에 나타나는 호흡이 왔다. 한동안 숨을 쉬지 않다가 한꺼번에 몰아쉬고, 한동안 무호흡을 보이다가 얕은 호흡을 쉬는 양상을 보였다. 환자의 산소 포화도는 다시 40%를 보였고, 수축기 혈압도 30~40mmHg대로 떨어졌으며, 맥박은 30~40회/분으로 느려졌으며, 호흡수는 무호흡을 보이다가 10~15회/분에 이르기도 했다. 환자의 의식은 어떠한 자극에도 반응이 없는 코마(Coma) 상태가 되었다.

환자가 생의 마지막 강을 건너고 있을 때 담당 간호사가 할 수 있는 일은 환자의 상태를 지속해서 관찰하는 것이다. 주입되고 있는 수액이 유지되도록 하는 것과 심전도, 혈압과 맥박, 호흡, 산소포화도 등을 기계를 통해서 모니터링한다. 여러 번 병실을 들락거리며 시시각각 변화하는 환자의 상태를 지켜본다.

얼마의 시간이 지나고 환자의 친인척들이 병실에 도착했다(코로나 이후에는 어림없는 일이지만). 친인척들은 환자와 보호자를 위한 위로와 애도의 말을 건넸다.

보호자들은 마음의 준비를 하고 있었지만 단 며칠이라도 환자를 붙들고 싶어서 아쉬워했다.

바리데기 공주는 죽은 아버지를 살리기 위해 죽음의 강을 건너 숨을 살리는 약초를 구해서 돌아왔다고 하는 전설이 있다. 누군가는 갸륵한 정성으로 죽음의 강을 건너는 사람을 살릴지도 모른다는 희망을 걸어보고 있을지도 모른다. 어쩌면 환자는 그리스 신화에 나오는 망각의 강인 레테 강에서 저승으로 가는 강물을 마시고 있는지 모른다. 강물을 마시고 있는 사람을 붙들어 보려는 남은 자들의 마지막 몸부림을 그는 들을 수 있을까.

"아버지, 그동안 고생 많았어. 천국 가서 아프지 말고 살아. 사랑해."

죽음의 강을 건너고 있는 환자를 어쩌지 못하고 보호자들이 이별의 말을 전했다. 자녀들은 아버지의 팔을 쓰다듬고, 다리를 주무른다. 부인은 남편의 얼굴을 어루만지면서 눈물로 사랑의 말과 이별의 아픔을 전했으며 저세상에서라도 축복이 가득하기를 바랐다.

간호사는 가족들이 환자와 이별을 할 수 있도록 병실을 드나들어도 있는 듯 없는 듯 조용히 움직였다. 마지막에는 죽음이 임박했음을 알고 보호자들이 환자와 잘 이별할 수 있도록 자리를 피해 주었다.

환자는 서너 시간을 죽음과의 사투를 벌였고, 마침내 부인과 자녀, 친인척의 배웅을 받으며 생을 마감했다. 환자가 죽음을 맞이했다는 것을 모니터 기계를 통해서 확인했다. '삐~'소리와 함께 심전도가 한 줄로 그어졌다. 혈압, 맥박, 호흡 등이 모두 제로를 가리켰다. 주치의는 환자가 사망했음을 선언했다.

"○○○님 ○○○○년 ○월 ○일 ○시 ○분에 사망하셨습니다."

이제 환자는 망자가 되었다. 유족들의 울음소리가 커졌다.

간호사는 멈춰버린 심전도를 기록으로 남긴다. 환자 몸에 남아있는 수액과 팔뚝에 감겨있는 혈압계를 떼고 코와 입에 걸쳐 있는 산소마스크를 떼어냈다. 혹시라도 소변 줄이나 피 주머니가 있다면 이들도 모두 제거해야 한다. 대변이나 소변 등의 배설물을 치우고, 환자의 몸을 정갈하게 닦아준다. 환자복은 보호자가 준비한 일상복으로 갈아입힌다. 그리고 조용히 물러나서 유족들이 애도의 시간을 갖도록 했다.

유족들이 애도의 시간을 갖는 동안 보호자에게 어느 영안실을 이용할 것인지 알아보고 원내 영안실이라면 시신을 이송해 달라고 연락해야 한다. 하얀 천으로 덮인 시신이 이송되고 나면 병실 침상을 정리하고 소독하고 청소를 한다. 환자가 사용했던 기계나 물품도 소독제로 닦고 정리하며 기계를 충전할 수 있도록 콘센트도 꽂아 놓아야 한다.

 간호사는 아무리 슬픈 이별을 맞이했어도 담담하게 다른 환자를 위한 준비를 해야 한다. 죽음을 맞이한 환자를 보면서 눈물이 나왔지만 누가 볼 새라 애써 삼킨다. 임종 환자를 위한 기도는 뒷정리를 하면서 마음속으로만 혼자서 해야 한다. 신이 있다면 그분이 좋은 곳에 가서 편안하길 마음속으로만 기도한다.

 간호사에게 환자를 위한 애도의 시간은 짧으며, 돌봐야 할 환자는 많다. 죽음 앞에서 초연할 수 없지만, 직업인인 간호사는 다른 환자를 돌봐야 하고 또 다른 미래를 준비해야 한다. 그런데 간호사에게 환자의 죽음을 애도할 수 있는 충분한 시간과 안정된 공간이 허락된다면 조금이나마 인간적인 도리를 할 수 있을 텐데... 그러지 못한 현실이 못내 아쉽다.

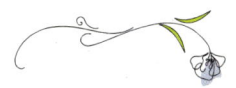

코로나에서 살아남은
간호사의 활약기

사명감의 시작

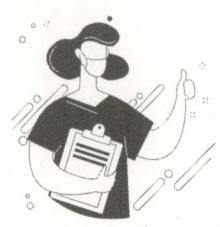

께 벨라 꼬자 에 나 우르타따 에 쏠레
나리아 쎄레나 도쁘 나 뗌빼스따
뺄라리아 프레스까 빠레 쟈 나 페스따
께 벨라 꼬자 에 나 이우르나따 에 쏠레

오 찬란한 태양 너 참 아름답구나!
폭풍이 지나간 후 너 더욱 찬란해!
시원한 바람이 마치 축제 같아
오 찬란한 태양 너 참 아름답구나!

이탈리아 황제의 섬이자 유럽인들 꿈의 섬 카프리에서 나폴리 칸초네 '오 솔레미오'에 젖어 들던 날 국내에서는 코로나19 확진자가 발생했다. 여행 중 코로나19 소식을 얼핏 전해 듣기는 했지만 대수롭지 않게 여겼다. 이탈리아 여행 중에 마스크를 쓴 중국인 단체 관광객을 만났지만 지나치다고 생각했다. 얼핏 보이는 텔레비전 뉴스에도 '그깟 질병이 무슨 대수라고… 얼마간 그러다 말겠지.'라고 생각했다.

여행을 마치고 병원으로 돌아온 일상은 고요한 폭풍전야 같았다. 병원은 어딘지 모르게 뒤숭숭했다. 느슨하게만 운영되던 병원 출입구에는 보안요원이 병원에 방문하는 사람을 강하게 통제했다. 며칠이 지난 후에는 여러 부서 직원들이 교대로 순번을 짜서 발열 체크와 출입구 명부를 작성하기 시작했다. 응급실 앞 주차장에는 하얀색 천막이 두 개 들어섰다. 코로나19 검사를 위한 임시 진료소였다.

국내의 코로나19 확진자가 늘어남에 따라 병원에 방문하는 외래 환자도 급격하게 줄어들었다. 환자들은 복용하던 약이 떨어졌거나 많이 아프지 않으면 병원에 오지 않았다. 예약 날짜라도 꼭 필요한 경우가 아니면 방문하지 않는 것으로 보였다. 2016년 메르스가 유행할 때 병원을 중심으로 감염병이 확산하던 일이 학습효과를 가져온 것이다.

 환자들로 북적이던 외래는 한산해졌다. 눈에 보일 정도로 환자가 급격하게 줄어들어 내가 일하던 주사실도 평소의 절반에도 미치지 못했다. 처음에는 한가해서 좋았으나 차츰 가만히 있기도 민망스러운 상황이 되었다. 직원들의 잘못도 아닌데 윗사람 눈치를 보기 시작했다.

 병원 재정 적자가 2억인지 20억인지가 넘는다는 이야기가 관리자의 입을 통해서 흘러나왔다. 병동은 재원 환자 수가 줄어들어 한두 병동은 폐쇄한다는 말과 병동 간호사들은 단기 무급 휴가에 들어갔다는 이야기도 전해졌다. 얼마 후 외래 직원들도 연차를 내고 강제로 쉬라는 지침이 떨어졌다. 나중에는 2주씩 무급휴가를 가라고 했다.

 "그래! 서로 눈치 보기도 그렇고, 환자도 너무 줄어서 우리도 염치가 없다. 차라리 휴가를 가는 것이 낫겠다.", "하루아침에 직장을 잃는 사람도 있다는데 우리는 그나마 나은 거지 뭐."라며 서로 위안 삼았다.

 국내 확진자가 대구와 경북 청도지역을 중심으로 빠르게 확산하면서 불안감은 커졌다. 대남병원에서 코로나로 인한 첫 사망자가 발생했고 대남병원 전체가 코호트 격리에 들어갔다는 소식이 전해졌다. 정부 방역 당국은 감염병

위기 경보 단계를 '경계'에서 최고 단계인 '심각'으로 상향 조정했다. 마스크 착용은 진즉부터 일상이 되었고, 코로나 발생지역에서는 외출 자제와 이동 제한이 이루어졌다. 다수가 모이는 실내·외 대규모 행사가 취소되었으며, 학교 개학이 연기되었다.

병원은 바짝 긴장하기 시작했다. 경영진과 관리자들도 대응책 마련에 부산했다. 부서별로 새로운 임무가 추가되거나 변경되었다. 주사실에도 새로운 업무가 추가되었다.

"주사실 간호사가 일주일에 세 번은 선별진료소에 나가줘야겠어. 윗분의 지시사항이야."

이번 건은 수간호사보다 더 윗선으로부터 지시를 전달받았다. 위 내용을 전달하는 관리자는 직원들의 개인적인 사정이나 의견은 듣지 않겠다는 듯 단호하게 말했다.

간호사들은 드디어 올 것이 왔다는 반응이었다. 병원 출입구 통제에만 동원되던 우리는 이제 선별진료소 업무를 담당해야 했다. 선별진료소 일을 하라고 하면 당장 그만두겠다고 했던 간호사들도 이번 지시사항에는 아무도 싫다고 말하지 못했다. 바이러스로 인해 통제된 사회적 분위기는 병원에도 그대로 적용되었다. 업무적으로 아무리 부당한 지시사항이라고 여겨져도 좋든 싫든 할 수밖에 없었다. 코로나19 바이러스에 대한 사회적 두려움은 직원들의 암묵적 동의를 얻기에 충분했다.

곧바로 다음 주부터 선별진료소 근무표가 짜졌다. 우리의 의견은 본인이 일주일 중 어느 요일에 선별진료소에 나갈 것인지만 선택할 수 있었다. 어린아이를 키우고 있어도, 집에 암 환자가 있어도, 나이가 많아도, 질병이 있어도 고려 대상이 되지 않았다. 개인적 사정을 물어보는 사람도 없었고 알려고 하는 사람도 없었다. 새로운 바이러스의 침범 앞에 일하는 사람 개인의 자유나 생각, 의견이란 있을 수 없었다. 직원들은 감염에 대한 공포와 두려움 속에서도 병원 방침에 따라야 했다.

집에 돌아와서 선별진료소에 나가게 된 사실을 가족들에게 알렸다.

"선별진료소에 나가게 됐어. 감염되면 격리될 수도 있어."

약간은 비장한 각오를 다지듯 말했다.

"나가지 마! 당신 기저질환도 있잖아. 손도 잘 못 쓰고 약으로 살면서 어디를 가려고 해."

"엄마 하지 마!"

예상외로 가족들의 반대는 심했다.

"아! 괜찮아. 갑상선은 기저질환도 아니야. 손 저린 건 많이 좋아졌고 아직 쓸 만해."

"그래도 가지 마. 그거 하지 마. 차라리 그만둬."

나는 감염병 초기부터 마음의 준비를 하고 있었던지라 담담한 편이었지만, 가족들은 걱정이 많았다. 늘 골골하며 약으로 사는 나를 염려한 것이다.

간호사는 학생 때부터 국가 재난 사태가 발생하면 일선에 나서는 것이 당연한 것으로 교육받는다. 나이팅게일이 전쟁터에서 병사들과 함께했던 삶의 행적을 보면서 무의식적으로 자연스럽게 학습되기도 한다. 절대로 봉사 정신이 투철해서가 아니다. 간호사가 하는 일이 아픈 사람을 돌보는 일이다 보니, 타인과 사회의 위기 상황에 함께 하는 것이 간호사로서 당연한 임무쯤으로 여긴다. 간호사라면 누구나 코로나19 감염병 초기에 세계의 재앙에 대해 나름의 책임감을 가졌을 것이다. 이런 책임감은 사명감이라고도 말한다. 간호사 중 누군가는 '언제든 부르면 달려가리라' 마음먹었을 것이다.

국군간호사관학교 졸업 생도들이 코로나 발생지역에 투입되는 모습을 지켜보면서 투철한 봉사 정신과 헌신의 마음을 다졌을지도 모른다. 간호사관학교 졸업생들은 국가의 감염병 위기 앞에서 선봉에 설 것을 결연히 다짐했다. 국가와 국민을 위해 충성을 다할 것을 맹세하는 그들은 믿음직스러웠다. 코로나 전선의 선봉에 선 그들은 멋진 대한민국의 군인이었다.

또 다른 면에서 보면 그들은 이제 대학을 갓 졸업한 젊은이일 뿐이었다. 병원에서 만나는 어린 신규 간호사에 불과했다. 그래서 간호사라면 그들과 책임을 조금은 나눠 가져야겠다고 생각했을지도 모른다.

간호사관학교 졸업생을 필두로 간호사들은 점점 코로나19와 싸우는 전사가 되어갔다. 자원봉사를 희망하는 간호사만도 천여 명에 이르렀고, 그중에는 60세가 넘은 간호사도 있었다. 공중보건의 700여 명도 대구와 경북지역에 투입되었다. 의료진뿐만 아니라 일반 자원봉사자들도 속속 대구·경북 지역으로 향했다. 병원과 나라 전체가 코로나19 소용돌이 속으로 빨려 들어갔다. 누구라도 예외일 수 없었다.

감추어진 영웅심

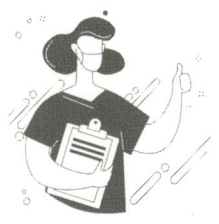

 초등학교 때 운동장에 하얀 천막이 설치된다는 것은 학교에 운동회 같은 중요한 행사가 있다는 의미다. 여러 개의 천막과 함께 만국기가 펄럭이고 부모님과 지역에 유지들이 학교를 방문한다. 신나는 음악과 함께 아이들의 재잘거림이 창공으로 날아오른다. 꼬맹이들에게 그날은 맛있는 것을 마음껏 먹을 수 있고, 재미난 놀잇감을 사달라고 조를 수 있는 가장 신나는 날이었다.

 코로나19 감염병 진료를 위한 선별진료소는 병원 앞 주차장에 하얀 천막으로 세워졌다. 우리 부서 간호사들은 코로나19 확진자 발생 한 달 만에 선별진료소에서 일하기 시작했다.

선별진료소에서 근무하는 동안 가장 큰 두려움은 바이러스에 감염될 수도 있다는 것이었다. 코로나19가 발생할 당시부터 앞서 일한 동료를 보면서 마음의 준비를 했으나 막상 선별진료소에서 일하려고 하니 긴장되는 것은 어쩔 수 없었다. 감염에 대한 두려움은 방호복으로도 차단할 수가 없었다. 오히려 온몸을 감싸는 하얀 방호복이 주는 긴장감이 더 컸다.

선별진료소 업무는 일하는 사람끼리 정보를 공유하고 직원들의 업무를 귀담아듣는 것에서부터 시작되었다. 선별진료소에서 우리들의 업무는 무엇이고 어떤 어려움이 있으며 하루에 어떤 환자가 몇 명 방문하는지 등의 대화를 나누는 것은 하루 중 중요한 일과였다.

선별진료소 업무 초기에는 일은 어렵지 않았으나 추운 날씨 때문에 힘들었다. 삼월이 한참 지났지만, 추위가 좀처럼 물러나지 않아 밖에서 매서운 날씨와 싸우는 것이 가장 힘이 들었다. 얇은 방호복 사이로 찬바람이 밀려들어 온몸이 얼어붙었고, 라텍스 장갑으로 추위가 몰아쳐서 손가락이 시리고 아팠다. 선별진료소 한쪽에 마련된 라디에이터 온열 기구 옆에 서지 않으면 얇은 방호복으로는 추위를 막을 수 없었다.

선별진료소 업무 전에 준비해야 할 것이 많았다. 레벨

D 방호복을 입고 4시간 동안 일하기 때문에 챙겨야 할 것들이었다. 준비는 근무표를 짤 때부터 시작되었다. 동료들끼리 생리주기를 맞춰서 선별진료소 파견 일자를 조정했다. 화장실을 자유롭게 갈 수 없고 체력 소진이 심했기 때문에 생리일을 피하는 것은 필수였다. 다음으로는 출근 전에 아침은 꼭 챙겨 먹는 것이 좋았다. 땀을 많이 흘리기 때문에 아침을 든든히 먹고 물도 충분히 마셔야 했다. 대신 선별진료소 근무 직전에는 물을 마시지 않았다. 교육 지침에는 선별진료소 근무 직전에 충분히 수분 섭취할 것을 권장했지만, 화장실이 걱정되어 오히려 물을 먹지 않았다. 땀이 많이 나서 갈증이 심했지만, 화장실을 가야 하는 불편함보다는 갈증을 참는 것이 나았다. 대신 선별진료소에 나가기 직전에는 반드시 화장실에 다녀와야 했다. 한번 일을 시작하면 4시간 동안 꼼짝할 수 없으니 중간에 화장실을 가야 할 일이 생기면 방호복을 입고 벗는 것이 번거롭고 일에 방해가 되기 때문이었다.

생리·심리적 준비를 마치면 개인 소지품을 제거하고 머리는 가능하면 뒤로 묶었다. 마스크나 고글을 쓸 때 흘러내리지 않도록 머리가 받쳐주도록 한 것이다. 의복은 오염 시 폐기 가능한 옷인 수술복을 착용하라고 했으나 초기에는 의복이 따로 지급되지 않아서 간호복 위에 방호복을 입었다. 그러니 방호복을 벗을 때 오염물질이 묻지 않도록 특히 주의해야 했다. 의료진의 방호복으로 감염되지 않도록 착용과 탈의에 주의가 필요했다.

방호복 착·탈의법은 무척 까다로웠다. 질병관리청 동영상 자료를 보면서 방법을 익혔지만 어려워서 여러 번 연습했다. 방호복 착용 순서는 간단하게 말하면 속 장갑을 끼고 방호복 입고 덧신 신고, 마스크를 착용한다. 마스크를 쓴 다음은 고글 쓰고 후드를 둘러 입고 겉 장갑을 끼면 완성이다. 그런데 그 과정이 조금 복잡하고 까다롭다. 방호복을 입는 시간이 10분 이상 소요된다.

방호복에 익숙해질 때까지는 여러 번 어리둥절하며 서툰 손놀림을 해야 했다. 속 장갑을 끼고 나면 다음 무엇을 해야 할지 몰라서 헤매기도 했고, 고글을 잘못 착용해서 습기가 차올라 앞이 보이지 않거나, 고글에 눌려 코뼈와 이마가 아프기도 했다. 장갑을 착용하다가 찢어지기도 하고 방호복의 지퍼가 내려가서 자꾸 손으로 옷을 만지기도 했다. 학습했던 동영상은 머릿속에서 하얗게 지워졌고 허둥대기만 했다. 우여곡절 끝에 방호복을 착용하고 나면 드디어 선별진료소로 입장하게 된다.

선별진료소에서 일한 첫날은 다행히 방문자가 적어서

힘들지 않았다. 둘째 날은 전날 새벽부터 배가 아프기 시작했고, 설사를 세 번이나 했다. 몸이 좋지 않았지만 누군가에게 대신해 달라고 말할 수는 없었다. 다만 선별진료소에서 일하는 동안 설사가 나지 않기를 바랄 뿐이었다.

선별진료소 방문자들의 체온을 측정하고 문진표를 작성했다. 몇 명의 환자들이 오고 간 이후 잠시 휴식 시간이 생겼다. 밖은 추웠기 때문에 진료실 안쪽에 있는 의자에 앉았다. 따뜻한 실내 온도에 몸이 나른해지기 시작하며 깜빡 졸기도 했다. 몸이 점점 무거워지는 것을 느끼며 '왜 이러지'라고 생각했다. 머리부터 어깨로 이어져 몸 전체가 무너져 내리는 것 같았고, 통증이 있다는 것을 뒤늦게 자각했다. 방호복 속에 긴장감으로 웅크리고 있어서 몸이 아픈지도 몰랐다.

"아~ 몸이 이상한데요. 체온 한번 재주세요."

"왜 어디 안 좋으세요?"

체온을 측정했더니 38도였다.

"어머 어떡해. 코로나 검사해야 하는 것 아니에요."

"새벽에 설사가 났고 오전에 소화기내과 진료받았는데 장염이래요."

코로나 검사를 해야 할지 말아야 할지 우왕좌왕했다.

오전에 진료받았던 소화기내과 의사와 전화 통화에서 장염이 확실하니 코로나 검사는 받지 않아도 된다는 의견을 전달받았다. 그래도 혹시 불안하다면 코로나 검사를 받으라고 했다. 코로나 검사를 하게 되면 검사 결과가 나올 때까지는 자가 격리를 해야 하니 무엇보다 일도 가족도 걱정되었다. 열나는 이유가 명확했기 때문에 코로나 검사는 하지 않기로 결론을 내리고 선별진료소에서 해열진통제를 추가로 처방받았다.

"근무 계속할 수 있겠어요?"

"참을 만해요. 그리고 한 시간만 있으면 업무시간도 끝나잖아요. 괜찮아요."

방호복 속에서 다른 사람을 안심시키기 위해서 보이지 않는 작은 미소를 건넸다.

방호복을 벗을 무렵 배에서 신호가 왔다. 빠르게 화장실로 달려갔다. 어쨌든 무사히 업무를 마쳤다는 것에 안도했다.

거울을 보니 고글과 마스크로 인해서 이마와 얼굴 중앙에 가로로 긴 줄이 생겼고, 얼룩덜룩 눌린 자국이 얼굴에 그대로 남아있었다. 눈썹 한쪽은 반이 지워져 짝짝이 눈썹으로 우스꽝스러웠고, 립스틱과 화장은 이미 다 지워져 있었다. 얼굴은 초췌했고 머리는 산발이 되어 헝클어져 있었다. 표정은 선별진료소 업무 때문인지 열과 설사 때문인지 알 수 없으나 눈이 퀭하니 지쳐 보였다. 레벨 D 방호복을 입고 겨우 4시간 일했는데, 며칠 일한 사람처럼 정돈되지 않은 몰골은 봐주기 힘들었다.

선별진료소 일이 얼마나 힘든지 완전히 체감한 것은 아니었으나 지친 얼굴로 거울 앞에 선 모습도 엉망이 된 모습을 동료에게 보이는 것도 마음 아팠다. 또 거울처럼 동료들의 엉망이 된 얼굴과 축 처진 어깨, 무거운 발걸음을 보고 있노라면 가슴이 저려 왔다.

다른 나라 의료진들은 방호복이 없어서 비닐 가운만 걸치고 일하는 것을 보면서 우리는 그나마 다행이라고 여겼다. 그러나 감염의 위험성을 무릅쓰고 원치 않는 선별진료소 업무를 어쩔 수 없이 해야 하는 현실은 부담스러웠다. 방호복은 의료진을 감염병으로부터 보호하고 감염병 확산을 막아 주는 고마운 옷이었지만 방호복에 투영된 마음은 세계적인 팬데믹 재앙만큼이나 복잡했다. 미우면서도 어쩔 수 없이 받아들이게 되는 현실처럼 방호복에 대한 마음은 이중적이었다.

매스컴에서는 이마의 상처와 얼굴에 덕지덕지 반창고를 붙인 간호사의 모습이 연일 전파를 탔다. 아마도 이때만큼 간호사들이 주목받았던 때는 없었으리라. 코로나와 싸우고 있는 의료진의 모습은 국민에게는 안타까우면서도 진한 감동을 주었다.

　간호사로서 마음속에 남몰래 감추어 둔 우쭐한 영웅심이 자리 잡을 정도였다. 하지만 어린 시절 마을 축제와 운동회의 상징이었던 하얀 천막은 더 이상 아름다운 추억이 될 수는 없었다.

넘어야 할 산

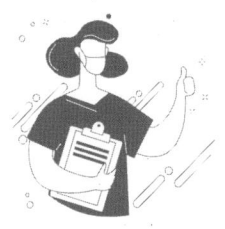

코로나19 바이러스는 전 세계를 강타했고 우리나라 전역에서 남녀노소를 가리지 않고 공격했다. 좌충우돌하면서도 어떻게든 바이러스를 이겨내고자 하는 인간의 노력은 쉬지 않았다.

병원에서는 발 빠르게 대응하여 우리나라 최초로 좁은 공간에서 검체 채취가 가능한 부스형 선별진료소를 개발했다. 부스형 선별진료소는 전국으로 퍼져나갔고, 세계 여러 나라에 수출하게 되었다는 광고도 이어졌다.

삼 개월이면 끝날 줄 알았던 팬데믹은 언제 끝날지 알 수 없다는 결론에 이르게 되었다. 국내 확진자가 늘어갈수록 병원 선별진료소는 문전성시를 이뤘다. 덕분에 직원들은 말할 수 없이 바빠졌고 힘들어졌다. 병원 경영진이나 관리자의 입에서 더 이상 '적자' 이야기는 나오지 않았다.

 국민들은 좀처럼 멈추지 않는 바이러스의 끝을 알 수 없었고, 감염의 원인을 두고 시시비비를 가리는 과정에서 서로 간의 불신의 골은 깊어졌다. 바이러스는 사람을 병들게 할 뿐 아니라 사회도 병들게 했다. 코로나19 확진자에 대한 사회적 낙인과 편견도 바이러스처럼 퍼졌다.

 코로나 초기에는 바이러스에 대한 공포가 얼마나 큰지 아주 작은 잘못도 사회적 비난과 주변 사람들로부터 신랄한 비판을 받아야 했다.

 중학생 아이가 있었다. 이틀 전부터 열이 있었는데 해열진통제를 먹고 친구들과 어울려 놀았단다. 다음날 코로나 검사를 받고 확진 판정을 받았다. 역학조사 과정에서 아이는 거짓말을 했다. 당시만 해도 다섯 명 이상의 집합금지 명령이 있던 때였다. 학생은 네 명의 친구와 어울려 놀았다고 했는데 알고 보니 아홉 명의 친구와 어울렸다는 것이 밝혀졌다. 학원도 한 곳만 다닌다고 했는데, 세 개를 다니고 있었다. 이래저래 거짓말을 한 것이 들통났다.

 평소라면 몇 명의 친구와 놀았는지, 학원을 몇 개 다니는지 등이 아무런 문제가 되지 않았을 것이다. 그러나 코로나 시국에는 방역 문제로 모임과 인원이 엄격하게 제한되었다. 동선을 정확하게 파악해서 밀접 접촉자를 가려내는 것이 중요했다. 따라서 누구를 만나고 어디를 다녔는지 사실대로 알려주어야 했다. 학생은 본의 아니게 거짓말을 했고, 방역 수칙과 집합 금지명령을 어긴 사람으로 거센 비난을 받았다. 바이러스에 대한 공포가 클수록 타인의 작은 잘못도 크게 분노하는 일이 많았다.

2020년 5월 초에 발생한 이태원 발 코로나 집단 감염은 오래 기억된다. 신천지를 중심으로 급증하던 코로나19 확진자가 어느 정도 잠잠해지던 무렵이었다. 중앙방역대책본부(중대본)에서는 이태원 클럽을 방문했던 사람들과 관련된 확진자가 하루 사이에 두 배로 늘어났고, 가족과 지인뿐만 아니라 2차 전파 사례가 처음으로 보고되었다고 했다. 밀접 접촉자가 7천여 명에 이르렀고, 전파속도가 빨라 확진자도 폭발적으로 늘었다고 했다.

이태원 발 집단 감염은 안전불감증으로 사람들이 방역 수칙을 어겼다며 비판하는 여론이 많았다. 확진자와 밀접 접촉자 중 20~30대가 많았기 때문에 젊은 세대에 대한 어른 세대들의 곱지 않은 시선도 더해졌다. 이태원클럽 이용자가 성 소수자일 것이라는 소문까지 퍼지면서 특정 집단에 대한 불신이 도를 넘었다.

확진자가 급증할 때는 선별진료소 근무하기 며칠 전부터 걱정이 앞섰다.

선별진료소에서 일할 때 검사 대상자들이 삼사십 명 정도면 일할 만했다. 그런데 집단 감염이 발생하면 100여 명이 넘는 사람들이 한꺼번에 몰려온다. 그러니 업무를 시작하기 전부터 마음을 잘 다스려야 했다.

이태원발 확진자가 급증하던 때 선별진료소에서 근무하는 날 아침, 업무가 시작되기 전부터 20~30대로 보이는 젊은이들이 병원 앞에 긴 줄로 늘어섰다. 다른 날보다 마음을 굳게 먹고 선별진료소로 향했지만 발걸음은 무거웠다. 방호복으로 갈아입고, N95 마스크를 쓰고, 고글 대신 페이스 실드(안면보호 가리개)를 착용했다. 페이스 실드는 무겁고 머리를 조였다. 고글처럼 습기는 차지 않았기 때문에 조이는 통증은 참기로 했다. 선별진료소에서 자주 근무하게 되니 방호복을 착용하는 일은 어렵지 않았다. 방호복 착용이 익숙해졌다고 해서 편한 것은 아니었다. 방호복은 여전히 불편하고 적응이 안 됐다.

선별진료소에서 일하는 동안 우리 부서의 주 업무는 검체를 수거하고 부스를 소독하는 일이었다. 선별진료소 업무 중에서 가장 힘들고 고단한 일이었다. 우리의 불만은 날로 쌓여갔다. 타 부서 직원들은 돌아가면서 선별진료소 근무를 했는데 우리 부서만 붙박이로 일하고 있었다. '검체 수거는 꼭 간호사가 해야 한다'고 윗사람이 말했다는 것이 이유였다. 아니 왜 검체 수거를 꼭 간호사가 해야 하는지 모르겠다. 우리는 선별진료소 근무를 처음 하는 다른 부서 직원들을 교육해야 했고, 더디고 서툰 일손을 도와가며 일해야만 했다.

선별진료소 업무매뉴얼도 여러 번 바뀌었다. 오늘과 내일이 달랐다. 나중에는 업무가 간소화되고 자동화되었지만, 처음에는 매우 엄격하게 부스 내부를 소독했다. 자동화되기 전이라 부스를 일일이 사람이 소독하고 청소했다. 100명의 환자가 오면 100번을 청소했다. 환자가 검사와 진료를 마치면 간호사는 겉장갑 위에 비닐장갑을 끼고, 방호복에 비닐 가운을 입고 부스로 들어갔다. 검체를 수거해서 출력한 바코드를 붙이고 지퍼백에 담아 냉장고에 넣었다. 부스 내부에 쓰레기를 줍고 사용한 비닐장갑을 제거했다. 밀대에 소독약을 묻혀 부스의 4면을 닦았다. 진료와 검사할 때 사용하는 고무장갑에 비닐을 씌우고, 소독 티슈로 청진기며 문고리를 닦았다. 소독약이 마를 때까지 5분이 지나도록 타이머를 켜두었다.

소독약 냄새가 독해서 머리가 아팠고, N95 마스크와 고글 때문에 얼굴이 조여왔다. 방호복과 겹겹이 입은 비닐 옷 때문에 소독을 한 번만 해도 땀이 줄줄 흘렀다.

다행히 검사자가 많을 것으로 예상되는 날은 유능한 직원과 같이 일하게 되었다. 그녀는 20대로 간호부 직원이었다. 우리 부서만 해도 일주일에 한 번 정도만 일했는데 그녀는 일주일에 서너 번을 선별진료소에서 일했다. 나중에는 손목에 무리가 올 정도였다. 그녀는 힘들다는 내색도 하지 않고 일을 했다. 그런데 그날은 그녀도 힘들었는지 힘이 없었다. 휴식 시간이 찾아오자 의자에 털썩 주저앉더니 "휴~"하고 깊은 한숨을 내쉬었다.

"힘들죠?"

그녀는 가만히 고개를 끄덕였다.

"아침은 먹었어요?"

"아니요."

"왜 안 먹었어요? 아침 안 먹으면 힘들어서 일을 못 하겠던데…"

"선별진료소 일할 때는 바나나 하나만 먹어요. 물도 안 마셔요. 화장실 갈까 봐 무서워서 못 먹겠어요."라고 그녀가 힘없이 대답했다.

20대인 그녀는 아침밥과 물도 참아가면서 일을 했고, 일하면서 느끼는 갈증과 생리현상마저 견뎌내고 있었다.

당일 오전에 선별진료소에서 검사받은 사람은 120여 명이 넘었다. 방호복을 벗은 우리의 얼굴에는 마스크 고무줄 자국이 두 줄로 그어져 있었고, 방호복 밖으로는 땀이 배어 나왔다. 몸에서 흘러내린 땀으로 손은 하얗게 부르텄고, 가운은 흠뻑 젖었다. 가운을 손으로 짜니 물이 뚝뚝 떨어졌다. 눈썹은 지워졌으며, 머리카락은 땀과 함께 흘러내려 얼굴에 들러붙어 있었다. 엉망으로 뒤엉킨 머리카락을 정리하면서 "휴~"하고 절로 깊은 한숨을 내쉬었다.

이전까지는 선별진료소에서 일할 때 행여라도 원망하는 마음이 들어오면 억누르거나 생각 밖으로 밀어내곤 했다. 그런데 이때만큼은 방역 수칙을 지키지 않은 사람들이 미웠다. 같은 이십 대인 병원 직원은 선별진료소에서 감염병과 싸우고 있는데, 다른 이십 대들은 클럽에 가서 놀고, 술 마시고, 방역 수칙을 지키지 않아서 많은 사람에게 피해를 줬다고 생각하니 몹시 화가 났다. 그들 때문에 잠잠해지고 있던 코로나가 크게 확산되고 돌이킬 수 없는 길로 가고 있는 것 같아서 부정적인 마음을 떨쳐내기 어려웠다. 현재의 어려움이 모두 그들 때문인 것처럼 여겨졌다.

고군분투하는 의료진의 피로도는 높아졌고, 가게 문을

열려고 했던 소상공인들은 다시 문을 닫아야 했으며, 등교를 앞두고 있던 학생들은 등교 수업을 다시 미루고 원격 수업으로 전환했다.

 처음에는 중국과 중국인, 다음은 신천지, 클럽, 콜센터, 교회, 학원, 학교 등등 그 미움의 대상은 갈수록 쌓여만 갔다. 대상이 옮겨가고 정도의 차이만 있을 뿐 미움이 사라지지는 않았다. 선별진료소에 몰려오는 사람이 많아지고 몸이 힘들수록 바이러스가 아니라 마음에 자꾸만 들어차는 사람에 대한 미움과 싸워야 했다.

 '인종, 종교, 지역, 성적 관심, 성별, 취향 등으로 차별을 받아서는 안 된다'라는 의료인 윤리를 다시 떠올렸다. '환자는 환자로서 검사받고 치료받아야 할 당연한 권리가 있다.'라는 말과 '환자는 환자일 뿐이다'라는 사실을 잊지 않으려고 했다. 감염자들이 갖게 될 '처벌에 대한 두려움', '주위 사람들의 차가운 시선과 비난', '사람들에 대한 미안함' 등 심리적 위축을 이해하려고 했다. '마음속에 이는 두려움을 이기고 선별진료소에 달려와 준 것만으로도 고마울 일'이라고 여겼다. 언젠가 나도 확진자가 될 수 있다는 사실도 받아들였다. 그리고 결국 피할 수 없는 코로나19 확진자가 되었다.

체험학습이 뭐예요

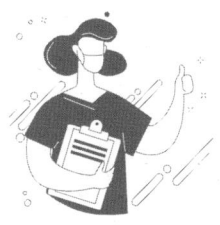

 코로나 시대를 거치면서 사회의 가장 큰 변화 중 하나는 사람들 간의 비대면 비접촉방식인 언택트(Untact)라고 할 수 있다. 쇼핑은 스마트폰으로 했고, 물품은 택배로 집에서 받을 수 있게 되었다. 각종 배달 서비스는 주문이 편리하고 배송이 빨라 소비자의 만족도를 높였다. 회사에 출근하는 대신 재택에서 근무했고, 회의는 온라인으로 이루어졌다. 친구와의 만남도 SNS로 이루어졌다. 많은 부분이 언택트(Untact)로 바뀌었다. 역사상 유례가 없는 일이었다.
 언택트 시대에 가장 기억에 남는 일 중 하나는 교육이다. 전국에 있는 대학교뿐만 아니라 초·중·고등학교와 유치원이 문을 닫았고, 학생들에게는 시·공간을 초월한 원격 수업이 이뤄졌다.

2020년 5월 고등학교 3학년의 첫 등교가 조심스럽게 예정되었고, 초등학교 1학년 생애 첫 등교를 앞두고 있을 즈음 선별진료소에서 있었던 일이다.

 한꺼번에 몰려들었던 사람들의 코로나 검사가 한차례 끝나가고 있던 때였다. 만 4세쯤 되는 아이가 코로나 검사를 위해 엄마와 함께 선별진료소를 방문했다. 어른들 사이에 끼어 있던 아이의 표정은 호기심 어린 눈빛이 역력했다. 눈알을 또르르 굴리며 오가는 사람들을 유심히 살폈다.

 대기실에도 방호복을 입은 직원이 있었고, 코로나 검사실에도 방호복을 입거나 수술 가운을 입고 있는 의료진이 있었다. 병원에 몇 번은 와 보았을 아이의 눈에 방호복을 입은 병원 직원 모습은 참으로 낯선 것이었을 것이다. 어쩌면 아이에게는 마스크를 쓰는 일도 이상하게만 생각했을지도 모른다. 아이는 유치원에 다니고 있었는데, 느닷없이 불어 닥친 코로나로 집에서 생활하고 있었는지도 모를 일이었다.

 아이가 밖에서 대기하는 동안 내 시선은 자꾸 그 아이를 쫓고 있었다. 사람들이 웬만하면 병원을 방문하지 않았지만, 열이 나게 되면 병원을 방문하는데 다른 진료를 위해서는 반드시 코로나 검사를 받아야 했다. 코로나가 아니라는 확진을 받아야 안심하고 다른 진료를 받을 수 있었다.

성인뿐만 아니라 아이들도 마찬가지였다.

아이의 이름이 호명되었다. 호기심 어린 눈빛을 보이던 아이는 자신의 이름이 호명된 다음부터는 긴장하기 시작했다. 엄마가 아이 손을 잡고 선별진료소 부스 쪽으로 걸어가는데 아이는 몸을 뒤로 빼며 버텼다.

"싫어." 아이의 얼굴은 일그러졌다. 아이의 표정이 공포와 두려움으로 가득 찬 것 같았다. 아이는 몇 번이고 싫다며 부스 안으로 들어가는 것을 거부했다. 지켜보고 있던 내가 아이에게 다가갔다.

"우리 체험 학습해 볼까?"

아이는 버티던 힘을 조금 뺐다.

"체험학습이 뭐예요?" 아이는 약간 호기심 어린 표정을 지었다.

순간 당황했다. 아이가 유치원을 다니지 않는다면 체험학습을 모를 수도 있다. 그렇다면 소풍쯤으로 설명을 해야 하나 난감했다. 그래도 당당하게 아이를 설득해야 했다. 다행히 아이는 방호복 속에 있는 나와 눈을 맞춰주었다.

"유치원에서 소방서에 현장학습 가면 불 끄는 것 해보잖아. 그런 것처럼 소방관 아저씨가 되어 보는 것과 같은 거야."

"아파요?" 아이의 눈빛이 조금은 누그러졌지만, 경계와 의심의 눈초리는 풀지 않았다. 방호복을 입은 의료진의 모습은 이미 아이에게 두려움을 주기에 충분했을 것이다.

다들 경험해 보아서 알겠지만, 코로나 검사는 면봉으로 눈물이 찔끔 날 정도로 코를 후비기 때문에 어른들도 힘들어한다. 검사할 때의 불편함을 알고 있기 때문에 아이의 물음에 순간 움찔했다. 그러나 이 사실을 숨기고 티 나지 않게 선의의 거짓말을 해야 했다.

"안 아파요. 하나도 안 아파요." 거짓말이다 보니 저절로 존댓말이 나왔다.

아이는 조금 안심이 되는지 마지못해서 동의했고, 선별진료소 부스로 들어갔다.

아이의 눈에는 진료실이 참으로 낯선 것이어서 어리둥절할 수밖에 없었다. 공중전화 부스 같은 투명 아크릴판 안에 아이와 엄마가 갇혔다. 부스 안에는 고무장갑 두 개와 청진기도 하나 있었다. 엄마의 허리춤쯤에 있는 작은 선반에는 코로나 검사 키트와 독감 검사 키트, 가래 받을 통이 있었다. 투명한 아크릴판 부스 건너편에는 의사를 비롯한 의료진 네다섯 명이 왔다 갔다 하고 있었다. 낯선 진료실 풍경에 아이는 얼마나 긴장하고 있었을까.

부스 건너편에서 소아과 의사가 부스 안으로 손을 넣어 고무장갑을 꼈다. 의사는 아이의 입 안을 살피고, 청진기로 폐와 심장 소리를 들었다. 아이는 소아과 의사의 진찰을 무사히 마쳤다. 평소 병원 진료와 비슷한 과정이었다.

다음은 코로나 검사를 받아야 했다. 아이에게 검사를 하자고 했을 때 검사 부스 안에서 발버둥을 치면서 검사를 받지 않겠다고 울며불며 소리를 질렀다. 결국 내가 부스 안으로 들어가 엄마 곁에 섰다. 성인 한 사람 들어가면 꽉 차는 부스 안에 어른 두 명과 아이 한 명이 서게 된 것이다. 엄마가 아이를 안고 있었지만, 발버둥 치는 아이를 감당할 수가 없었다.

"우리 한 번에 잘해 보자." 엄마가 아이를 달랬다.

"한 번만이에요?" 아이가 울먹이며 물었다.

"그럼 한 번만 잘해 보자." 나도 장단을 맞췄다.

아이는 동의했지만, 검사를 받기 위해 부스 앞에 섰을 때는 두려움 때문인지 또다시 발버둥을 쳤다. 엄마는 아이를 더 바짝 당겨서 안았고, 나는 아이가 머리를 움직이지 않도록 더욱 힘껏 붙들었다. 부스 건너편에 있던 의료진이 부스 안에 있는 고무장갑을 손에 착용했고, 아이의 콧구멍에 면봉을 쑤시고 목에서도 검사를 했다.

그런데 아이에게 독감 검사도 해야 했다. 열이 나는 이유가 코로나가 아니고 독감인 경우도 있었기 때문이다. 염치없지만 아이에게 다시 한번 더 검사하자고 했다.

"으앙~ 왜 또 해요. 한 번만 한다고 했잖아요." 아이는 기어이 울음을 또 터트렸다.

"검사가 더 필요하다고 하네. 어쩌나..." 라는 말로 아이를 달랬지만 아무 소용이 없었다.

그러나 여기에 물러서면 간호사가 아니다. 미안한 마음은 잠시 접어두고 발버둥 치는 아이와 다시 사투를 벌였다. 무사히 검사를 마친 아이는 눈물과 콧물로 범벅이 되었고, 나는 그날 하루에 써야 할 모든 에너지를 아이에게 쏟아버렸다.

밀폐된 공간에서 환자와 함께 있어야 한다는 것은 감염에 노출될 수도 있는 일이었다. 방호복을 입고 있었으나 코로나19에 감염될 수 있다는 두려움까지 막아 주지는 못했다. 그래도 의료인이라는 책임감으로 아이가 검사를 무사히 마칠 수 있도록 해야 했다.

"고생했어. 두려웠을 텐데 잘했어."

아이에게 건넸던 위로는 나에게 전하는 말이기도 했다.

그때 그 아이는 유치원에서 진짜 체험학습을 얼마 만에 가게 되었을까? 설마 체험학습이란 것이 선별진료소에서 겪었던 공포감으로 유치원에서 이루어진 체험학습을 가지 않겠다고 하는 것은 아니겠지. 그사이 아이는 선별진료소 경험을 많이 해서 이젠 익숙해졌을지도 모르겠다.

 얼마 전부터 마스크를 벗게 되었다. 늦었지만 맑은 하늘 아래 푸른 잔디밭에서 마음껏 뛰어놀 수 있어서 다행이다.

누군가에게는

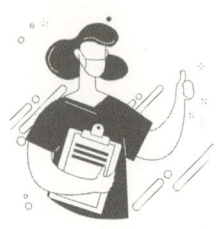

 코로나19 감염병이 확산되고 있을 때, 의료진을 격려하고 그들의 헌신과 노고에 감사하는 마음을 표현하는 '덕분에 챌린지' 캠페인이 있었다. 많은 사람들이 의료진에게 수어로 '존경합니다'라는 표현을 했다. SNS에 '존경'과 '자부심'을 뜻하는 수어 동작을 사진이나 영상으로 올린 뒤 '#덕분에챌린지' '#의료진덕분에' 등의 해시태그를 붙였다. '덕분에 챌린지'는 정치인과 연예인 등 유명 인사들이 참여하면서 꼬리에 꼬리를 이어갔다. 온 나라가 감사와 격려로 온정이 쏟아지는 훈훈한 분위기로 가득했다.

 '덕분에 챌린지'는 SNS뿐 아니라 현장에도 개인이나 단체들이 참여해서 응원과 용기를 주는 캠페인으로 발전했다. 선별진료소 현장에는 과자와 음료수, 아이스크림,

응원의 엽서 등이 쏟아져 들어왔다.

선별진료소에서 일하던 때에 '덕분에 챌린지'에 담긴 의미를 알았지만, 하는 일이 너무 고달파서인지 국민들이 전하는 응원의 메시지조차도 곱게 여기지 않았다. 오히려 챌린지가 의료진에게 더 열심히 일하라고 강요하는 것 같아서 마음이 불편했다. 버스나 지하철에서 만나는 '챌린지' 포스터에도 은근히 부아가 났다. 선별진료소 근무를 앞둔 날이면 그 갈등은 더 심했다.

'덕분에 챌린지'에 대해 불편한 마음을 안고 선별진료소에서 일하게 되던 날이었다.

오늘은 또 얼마나 많은 사람이 몰려올지 걱정하며 선별진료소 업무를 준비했다.

방호복을 입고 소독용 걸레와 밀대가 충분한지 체크하고, 소독약을 더 준비하지 않아도 되는지 확인했다. 코로나 검사와 독감 검사 키트, 객담 검사 통도 충분한지 살폈다. 고무장갑에 끼울 비닐장갑과 검사 키트를 담을 지퍼백도 확인하고, 소독할 때 입는 비닐 가운과 장갑도 충분한지 빠르게 확인을 마쳤다. 컴퓨터를 켜서 업무 창을 열고, 메신저도 열어두었다. 선별진료소에서 이용하는 무전기도 이상이 없는지 점검했다.

업무 준비를 마치고 곧 진료와 검사가 시작되기를 기다리고 있었다. 선별진료소 안에서 밖을 내다보며 오늘은 환자가 얼마나 와 있나 살펴보기도 했다. 출입구에서 서성거리고 있을 때 관리자가 문을 열고 말했다.

"꽃 받으시래요~~"

'엥 웬 꽃?'

선별진료소에 꽃이라니 가당키나 한 일인가? 방호복속에 꽁꽁 쌓인 의료진이 꽃을 어떻게 받을지 난감했다. 방호복과 꽃은 너무나 어울리지 않은 조합이라고 생각했다. 바이러스가 가득한 곳에 아름다운 꽃을 받으라고 하니 왠지 너무 멋쩍은 생각이 들었다. 그동안 다양한 선물을 받아보았지만, 선별진료소에 꽃이라니 생각지도 못한 일이었다.

코로나19의 확산으로 졸업식과 입학식, 각종 행사가 취소되면서 꽃 수요가 줄었고, 그로 인해 화훼농가가 힘들다는 기사를 봤던 것을 기억해 냈다. 판로가 막힌 화훼 농가를 돕기 위한 릴레이 캠페인이었던 '플라워 버킷 챌린지'가 진행되고 있다는 내용도 있었다.

얼떨결에 받아 든 것은 보라, 분홍, 파란 수국 한 아름과 캘리그래피가 그려진 엽서였다. 엽서에는 '○○구 자원봉사센터에서 애쓰시는 보건소와 선별진료소

의료진님께 감사의 마음을 전합니다.'라는 글귀가 새겨져 있었다. 어울리지 않을 것 같은 선별진료소 안으로 날아든 꽃과 엽서는 수줍은 듯 소독 걸레와 소독약이 담긴 통 옆에 자리를 잡았다.

꽃과 엽서 전달식을 마치고 인증샷을 찍어야 한다며 병원장 이하 관계자들과 예닐곱 명의 선별진료소 의료진들이 진료소 앞에 모였다.

"힘들었는데 힘이 나네요."라며 직원 중 누군가가 말했다.

그 말 한마디에 순간 가슴이 뭉클해지면서 눈물이 핑 돌았다. 눈물이 쏟아질 것 같아서 눈을 질끈 감았다. 일하는 사람들끼리 이야기를 나눈 적이 없어서 몰랐는데, 선별진료소에서 일하는 것만으로도 모두가 힘들었다는 것을 알 수 있었다. 누군가는 해야만 하는 일이었기 때문에 견디며 일한 것이다.

'힘이 난다'는 말처럼 꽃이 정말로 위로를 하는 것 같았다. 그동안 고생했던 일들이 스치듯 지나갔고, 힘들었던 모든 일이 날아가는 것 같았다.

우리는 주먹을 불끈 쥐며 "파이팅!"을 외쳤다. 방호복 속에 감추어진 얼굴에도 이때만큼은 기쁘고 환한 미소를 지었다. 탐스러운 수국이 이렇게 아름답고 큰 위안이 될 줄 몰랐다. 마치 처음 꽃을 받아본 사람처럼 행복했다. 꽃이 따뜻한 위로와 격려가 될 수 있다는 것을 새삼 깨달았다. 수국은 얼어붙었던 마음까지 녹여주었다.

물론 꽃을 받아 든 날에도 많은 사람이 코로나19 검사와 진료를 위해서 선별진료소로 몰려왔다. 함께 일했던 소독요원은 방호복이 작아서 모자가 자꾸 내려왔고, 고글에 습기가 차서 무척 힘들어했다. 복장을 몇 번 다시 고쳐 보았지만 좀처럼 바로잡기 어려웠다. 소독 업무보다 방호복 때문에 힘들어했다. 방호복 후드 사이로 삐져나온 그녀의 머리카락은 머리를 감은 사람처럼 축축이 젖었다. 게다가 선별진료소 업무가 처음이라서 서툴렀다. 그녀를 도와야 했지만 내 일만으로도 바빴다.

사람들은 몰려들었고, 일이 늦어지니 관리자는 "왜 진행이 안 되느냐"며 화를 내며 재촉하기도 했다. 방호복에 귀가 가려져 밖에서 들려오는 마이크 소리를 알아듣지 못했다. 관리자는 대답이 없자 쫓아와서 야단을 쳤다. 관리자도 일하는 사람을 살펴 가면서 진행하기보다는 화를 내고 짜증부터 내는 사람이어서 마음이 불편했다. 사람들은 몰려오고 날씨는 더웠으며, 일하는 사람과는 손발이 맞지 않은 고단한 하루였다.

많은 국민이 참여한 '덕분에 챌린지'를 비롯한 여러

후원은 이후에도 계속되었다.

작은 관심이 힘든 시기를 지나고 있는 의료진에게 좋은 에너지가 되었다. '덕분에 챌린지'가 국민의 힘이라는 것을 마음으로 받아들였다.

"수고 많으십니다." "고맙습니다."라는 말 한마디도 얼마나 큰 힘이 되었는지 모른다. 힘겨운 시기를 겪고 있는 사람에게는 말 한마디와 작은 응원도 큰 격려가 된다는 것을 뒤늦게 깨달았다.

톰 소여 효과

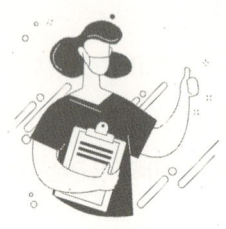

 선별진료소에서 일하고 있을 때 대학입시에 쓴맛을 본 딸은 재수생이었다. 잘 지내는 것처럼 보였던 딸이 어느 날 울고불고 난리가 났다. 공부는 해야 하는데 배도 아프고 머리도 아프다고 했다.

 "올해는 수능 잘 봐야 하는데 집중이 안 되어 힘들다"라며 공부에 대한 부담이 무척 크다고 말했다.

 "이제 겨우 스무 해밖에 살지 않았는데도 이렇게 힘든데, 엄마는 어떻게 참았어?"

 "글쎄..."

 선별진료소에서 한창 힘들 때 인지라 딸에게 할 말을 찾지 못했던 것 같다.

직장인이라면 '오늘은 진짜 일하기 싫다'라는 생각이 들 때가 있다. 원하고 또 바라던 직장이었지만, 힘들어서 쉬고만 싶을 때가 있을 것이다. 출근하자마자 퇴근하고 싶은 날이 있고, 일하는 것에 진저리가 나는 날이 있다.

 선별진료소에서 일할 때 종종 그런 날이 찾아왔다. 제대로 쉬지 못하고 근무해야 했던 날은 더 심했다. 너무 일하고 싶지 않아서 집에 가고 싶은 마음이 굴뚝같은 날이면 '이건 도무지 사람이 할 짓이 아니무니다~ 미쳐버릴 것 같스무니다~'라고 어느 개그맨의 유행어를 혼잣말로 중얼거리기도 했다.

 아직 회복되지 않은 몸으로 다시 돌아온 선별진료소 업무에서 일할 의욕을 상실했다. 그러나 아무리 일하기 싫어도 퇴사를 하지 않는 이상 일은 해야 했다. 효과적인 방법을 생각해 보았다. 동화 속 '톰 소여'를 생각했다. 재미없는 일을 즐겁게 하는 방법을 톰은 알고 있었다.

 《톰 소여의 모험》은 우리가 잘 알고 있는 동화이다. 말썽꾸러기 톰은 친구와 싸운 벌로 폴리 이모에게 긴 울타리에 페인트칠할 것을 벌로 받는다. 며칠을 해도 다 끝내지 못할 정도의 일이었다. 따분하고 괴로워하던 톰은 자신을 놀리고 비웃었던 친구 벤을 보면서 기발한 생각을 한다. 톰은 벤에게 "페인트칠은 굉장히 재미있고 환상적인 일"이라고 말한다. 톰은 정말 신나고 즐거운 것처럼 페인트칠한다. 톰의 연기에 속은 벤은 페인트칠을 너무나 하고 싶어서 톰에게 사과를 주며 페인트칠을 하겠다고 했다. 다른 아이들도 서로 톰 대신 일하겠다고 한다. 톰의 친구들은 톰 대신 즐겁고 열심히 울타리 페인트칠을 하게 된다.

동화 《톰 소여의 모험》에서 비롯된 <톰 소여 효과>는 벌 받는 일조차 재밌게 했던 것처럼, 일을 놀이처럼 즐겁게 할 때 동기부여를 얻고 큰 성과를 얻을 수 있다는 것을 뜻한다. 즉, 돈이나 보상을 받기 위해 억지로 하는 노동보다는 자신이 즐거움을 느끼는 일이 더 큰 성과와 성취감을 얻을 수 있다는 것이다.

<톰 소여 효과>는 개인의 성격, 직업관이나 삶의 철학도 영향을 미친다. 개인의 경험이나 지혜, 지식에 따라서 일을 즐겁게 할 수도 있고 그렇지 않을 수도 있다. 그러나 <톰 소여 효과>가 제대로 지속 가능한 힘을 발휘하기 위해서는 개인의 노력만으로는 성과를 내기 어렵다.

직장에서는 함께 일하는 동료의 역할도 중요하고, 관리자의 리더십, 경영자의 경영철학과 운영방식도 많은 영향을 미친다. 어떤 사람을 만나느냐에 따라서 <톰 소여 효과>가 빛을 낼 수도 있고 그렇지 않을 수도 있다.

사람뿐 아니라 직장의 문화도 중요하다. 서로를 경쟁상대로 보느냐 서로를 협력하고 배려하는 동반자로 보느냐에 따라서 일하는 것이 즐겁기도 하고 그렇지 않을 수도 있다. 직장 내 문화는 한 사람의 힘으로 가능하지 않고 구성원 모두가 함께 노력해야 하는 영역이다.

 사람뿐만 아니라 조직 운영 시스템이나 사람을 지원하는 물리적 장치나 경제적 지원 등도 중요한 역할을 한다. 일을 위한 시스템도 제대로 갖춰줘야 하고, 일할 수 있는 도구나 경제적 지원도 충분히 뒷받침되어야 성과를 높일 수 있다.

 결국 사람, 조직, 시스템 등 모든 것이 영향을 미친다. 그러나 알면서도 부족한 것이 사회이고 직장이니 일하는 사람은 자신을 잘 다스려야 한다.

 일할 의욕이 도무지 나지 않을 때는 때는 '톰'에게서 힌트를 얻었다. 여러 가지로 밀려드는 잡다한 생각을 밀어내고, 불편한 마음들도 비워보았다. 톰처럼 다른 사람까지 즐겁게 일하도록 할 수는 없었지만, 혼자라도 즐거운 마음으로 일하려고 애를 썼다. 오늘만큼은 일을 재미있게 해 보자며 속으로 파이팅을 외쳤다.

 다행히 <톰 소여 효과>는 힘을 발휘했다. 출근하자마자 퇴근하고 싶었지만, 나중엔 꽤 괜찮은 하루였다고 말했다.

당일 선별진료소 하루는 이러했다. 함께 일한 직원은 70세 정도 되는 남자 보조원이었다. 선별진료소에서 일하는 동안 남자 직원과 일하기는 처음이었다. 선별진료소 근무자 80~90%가 여자였다. 그분은 설명을 해줘도 자꾸 잊어버려서 여러 번 반복해서 알려줘야 했고, 그분의 일도 도와줘야 했다. 휠체어나 응급 카트를 타고 온 환자들도 도와야 했다. 환자 안내, 투약 안내, 검체 수거, 바코드 작업, 부스 소독 등 선별진료소 일은 시작부터 끝날 때까지 쉽없이 계속됐다. 업무를 마쳤을 때는 머리부터 발끝까지 다 젖었고 몸은 지칠 대로 지쳤다.

그러나 '톰'과 함께 일한 덕분에 더 나은 방향으로 생각할 수 있었다. 순탄하게 일이 진행되었다는 것만으로도 만족한 하루였다고 생각했다. 관리자는 불편한 사람이 아니었고, 꼬이는 일도 없었으며, 지체되는 일 없이 물 흐르듯이 일을 마무리했다는 것만도 좋았다. 시원한 음료수와 달콤한 초콜릿 한 조각으로도 몸의 활력이 되살아났다. 우리가 하는 일이 국민의 건강을 지키는 한 가닥 희망이 된다면 이보다 더 좋을 수는 없을 것 같았다.

메디컬 드라마에서는 이런 장면이 가끔 등장한다. 응급상황에서 바쁘게 일한 의료진이 기진맥진하여 복도에 쓰러지듯 주저앉는 모습, 잠이 부족해서 쪽잠을 자는 모습, 몇 끼니를 굶고 숙소에서 컵라면으로 때우는 모습 등. 고단하게 일한 그들의 모습이 멋지고 아름답다고 생각한 적이 있다. 그들의 고단한 삶이 누군가에게는 건강을 돌려주는 치유의 시간이 되기 때문이다. 다른 사람을 돕는다는 것은 정말 멋진 일이라고 여긴다.

<톰 소여의 효과>는 생각을 바꾸게 해 주었고, 더 나아가 마치 드라마 속 주인공이라도 된 듯 착각하게 했다.

'지금의 신은 주인공이 엄청 힘들고 심리적 갈등을 겪는 상황이다. 한 장면이 끝나면 연기는 끝난다. 제대로 신을 살리기 위해서 힘든 일을 해봐야 한다. 명품 연기를 위해 필요한 일이다. 지금은 가상이다. 이것은 내가 아니라 명품 배우가 해야 할 연기일 뿐이다.'

어느새 현실이라는 드라마 속에 멋진 배우가 되었다.

'열심히 일한 멋진 간호사라니 이보다 더 아름다울 수가 있을까. 이보다 더 우아한 간호사는 다시 없을 거야.'

매일매일 연기를 한다고 생각하니 힘겨움이 아니라 약간은 즐겁기까지 했다. 내일은 어떤 드라마를 찍을까 살짝 기대도 되었다. 이 정도면 <톰 소여의 효과> 부작용일지도...

방호복 속 화투놀이

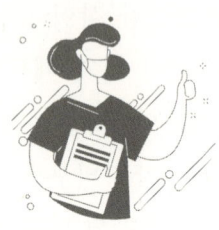

 코로나가 한창일 때 포털사이트에 사진 한 장이 올라왔다. 방호복을 입은 간호사와 환자복을 입은 할머니가 화투 치는 모습을 담은 장면이다. 방호복을 입은 간호사 뒤로 침대가 있지만 병실 바닥에 매트를 놓았다. 이불 위에는 화투 몇 장이 깔려 있다. 할머니는 왼손에 화투를 들고 있고, 고개를 푹 숙이고 진중한 모습으로 화투를 바라보고 있다. 맞은편에 앉은 간호사는 할머니를 지그시 바라보고 있다. 코로나19 환자를 위해 마련된 격리 병실에서 치매 할머니의 치료를 돕기 위해 화투를 활용한 그림 맞추기 놀이를 하는 모습을 찍은 사진이라고 알려졌다.

 이 사진을 보는 순간 애잔한 마음에 눈물이 핑 돌았다. 다시 사진을 보아도 마음이 쩡하다. 치매 할머니를 보고 있자니 요양원에 계신 친정어머니가 생각났고, 방호복을 입은 간호사를 보니 그들의 따뜻한 마음과 고생스러움을 보는 것 같아 울컥하기도 했다.

요양원 면회에서 유리문을 사이에 두고 마주하는 어머니는 "나랑 집에 가자. 나 좀 데리고 가!"라고 말씀하신다. 예전에는 명절이나 생신 때가 아니라도 가끔 어머니를 모시고 시골집에 가기도 했는데 코로나로 모든 것이 막혀 버렸다. 다행히 어머니는 격리된 생활 속에서 답답함과 외로움을 극복했고, 코로나에 걸린 적이 있으나 잘 이겨내셨다.

코로나는 간호사의 삶에도 많은 변화를 주었다. 후배 중에 대학병원 호흡기 중환자실에서 3년째 근무하고 있는 간호사가 있다. 코로나 중환자실에서 근무하는 간호사는 어떤 삶을 살고 있고 어떻게 버티고 있는지 궁금하여 그녀에게 인터뷰를 청했다. 후배와의 인터뷰는 코로나가 한창일 때 진행했다.

코로나 환자가 많아지는 상황에서 호흡계 중환자실에서 일한다는 것은 예전보다 훨씬 힘든 일이다. 그녀는 만날 때마다 얼굴이 반쪽이 되어갔다. 후배가 어떻게 힘든 시간을 버텨냈는지 상상이 되지 않는다.

40대인 그녀는 책임간호사로서 신규 간호사 교육을 전담하고 있다. 수간호사 부재 시에는 수간호사를 대행하기도 한다. 그녀의 가장 큰 어려움은 경력자들이 힘든 중환자실을 버티지 못하고 퇴사하기 때문에 발생했다. 경력자가 떠나간 자리는 경력자로 채워주면 좋겠지만, 신규 간호사가 그 자리를 대신했다. 보통은 신규 간호사가 최소 6개월에서 1년은 일해야 한사람 몫을 제대로 해낼 수 있다. 그녀는 한 해만도 10여 명의 신규 간호사를 교육했고, 그들과 함께 일을 해왔다. 신규 간호사도 낯선 환경과 어려운 업무를 부지런히 익히고 배워야 하고 선배 간호사도 후배가 잘 따라 올 수 있도록 이끌어줘야 한다. 선배나 후배 모두 부담이고 힘겨운 세월을 이겨내야 한다.

"코로나 중환자실에서 일하는 동안 간호사들은 완전히 소진(Burn out)되었다. 병원에서 일하는 간호사들은 지금 지쳐 쓰러지기 직전이며, 병원을 떠나기 일보 직전이다. 코로나 이전보다 근무 환경은 더 열악해졌다. 이렇게 코로나가 길어질 줄 몰랐다. 일할 사람은 부족하고, 의료를 지원해 주는 시스템은 잘 갖춰져 있지 않다."라고 말했다.

중증 환자의 심폐소생술 및 응급처치, ECMO(에크모, 체외막산소공급장치) 관리 등 모든 의료행위는 레벨 D 방호복을 입고 시행한다. 등줄기로 땀이 흐르고, 시야를 가린 고글은 주삿바늘의 사면조차도 제대로 보이지 않는다. 악조건 속에서도 돌봄은 계속되어야 하고 처치는 이루어져야 한다. 방호복을 입고 일하는 것은 매우 힘들고 고통스러운 일이다. 방호복을 입고 일하는 것은 평소보다 2~3배의 어려움이 있다.

지난 3여 년간 코로나 중환자실에서 일하면서 후배에게 기억에 남는 환자가 있다.

2020년 코로나 감염사태 초기 대구에서 구급차를 타고 중환자실에 입원하신 어르신이 있었다. 중환자실로 들어오는 엘리베이터에서 내리자마자 환자는 심한 청색증이 와 있었다. 곧바로 기도삽관(intubation)과 심폐소생술(CPR)을 실시했지만, 며칠이 지나도 별 호전을 보이지 않았다. 겨우 생명을 연장하는 것 같았다. 다행히 환자는 힘든 시기를 잘 버텨주었다. 중환자실에서 치료를 마치고 코로나 일반병동에서 건강한 모습으로 퇴원했다.

또 기억에 남는 환자는 60대 후반의 여자 환자다. 두 번이나 ECMO(에크모, 체외막산소공급장치)를 했는데도 호전을 보이지 않았다. '이 환자는 살지 못하겠구나'라고 생각했다. 그런데 환자는 ECMO(에크모)를 한 상태로 침상에서 물리치료를 받을 정도로 강한 의지와 정신력으로 힘든 상황을 버텼다. 그리고 마침내 건강을 회복하였다. 후배는 삶에 대한 환자들의 강한 의지를 보면서 감동했다.

코로나라는 특수 상황에서 일하는 중환자실 간호사라면 그 의미가 더 남다를 것이다. 후배는 중환자실 간호사로서 자신의 보람에 대해서 이렇게 말했다.

"누구도 일하기 꺼리고 두려워하는 일에 참여하게 되어 뿌듯하다. 환자들이 완치되어 건강하게 퇴원할 때가 가장 기쁘다."라고 말했다.

남들이 꺼리고 두려워하는 일에 참여하는 것을 보람으로 느낀다는 후배는 찐 간호사임에 틀림없다.

가끔은 뜻하지 않은 일에서 간호사들의 어려움이 발생하기도 한다. 간호사는 환자를 간호하는 일뿐만 아니라 보호자까지 컨트롤해야 한다. 보호자 때문에 어려움이 발생할 때도 있다. 후배도 코로나 중환자실에서 보호자를 통제하기 어려웠던 경험을 토로했다.

코로나 환자가 급증한 지역에서 후배가 일하는 병원으로 이송되어 온 환자가 있었다. 신장이식을 받고 투석을 하던 환자였는데, 중환자실 치료 중에 끝내 사망했다. 코로나 병실에서 환자가 사망하면 유족들은 감염의 위험성과 절차상의 문제로 비대면으로 임종 면회를 한다. 그런데 보호자였던 딸은 직접 대면하는 임종 면회를 하겠다고 했다.

보호자에게 방호복 착·탈의 법을 교육했고, 중환자실에서 지켜야 할 사항을 안내했다. 특히 치료받고 있는 다른 환자의 안정을 위해서 절대 흥분하지 말 것을 당부했다. 혹시라도 코로나 중환자실 내에서 보호자가 소란을 피우게 되면 매우 곤란한 일이었다. 보호자에게 몇 번의 다짐을 받고 난 후에야 임종 면회를 위해 중환자실 안으로 들어갔다. 그러나 보호자는 중환자실에서 대성통곡을 하며 쓰러졌고, 후배는 중환자실 밖으로 보호자를 끌다시피 데리고 나와야 했다.

임종은 사랑하는 사람과 영원히 이별하는 태산이 무너져 내리는 일이지만 간호사에게는 담담하게 그 이별을 묵도하고 절제해야 한다. 코로나로 인해서 제대로 된 이별조차 막아서야 하는 간호사는 어디 마음이 편하겠는가.

우리네 인지상정이라는 것은 아플 때 한 번이라도 얼굴을 마주하고 손 맞잡고 위로하고 용기를 주는 것이다. 그러나 코로나는 황망히 떠나가는 사랑하는 사람들의 마지막 인사조차 할 수 없게 했다. 너나없이 가혹한 시절을 보냈다.

전국과 세계 전역을 휩쓸고 간 코로나의 흔적은 아직 다 가시지 않았지만 많은 부분이 평범한 일상으로 돌아왔다. 머지않아 요양원에 계시는 어머니를 모시고 집에 갈 수 있겠다는 희망도 가져볼 수 있게 되었다.

 코로나 중환자실은 어떻게 변화되었을까? 코로나 중환자실은 코로나 환자가 많이 줄었다고 한다. 하지만 코로나로부터 완전히 자유로운 것은 아닌 것 같다. 언제 어떻게 코로나 환자가 발생할지 모르니 늘 주의해야 한다. 요즘은 늘 방호복을 입어야 하는 것은 아니지만 생사의 갈림길에 서 있는 환자를 돌봐야 하는 중환자실 간호사의 일상은 늘 긴장된 생활일 것이다. 코로나가 한창일 때에 비해서 조금이라도 나은 환경에서 일하게 되었기를 기대해 본다.

만나고 싶지 않아도 만나고 싶다

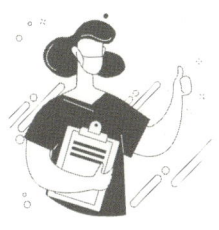

 우리 가족이 코로나19 바이러스를 만난 것은 코로나를 겪은 지 2년이 지난 후였다. 코로나19 바이러스만은 피하고 싶었지만, 우리 가족에게도 어김없이 찾아왔다. 코로나19 확진자가 급격하게 늘어나는 시기였고, 죽음의 공포처럼 여겨지던 바이러스에 대한 두려움이 많이 사라진 때쯤이었다. 확진되면 생활치료센터에 격리 조치 되던 때와 다르게 집에서 자가 격리가 이루어지던 시기였다.

 "엄마. 잉! 잉! 잉! 코로나 양성 나왔어."

 딸은 코로나19 백신 3차 접종을 마친 지 얼마 되지 않아 목이 아파서 종합감기약을 사 먹었다고 했다. 며칠이 지나 증상이 평소 감기와 달라서 병원을 방문했고, 신속항원검사에서 코로나 양성 판정을 받았다. 코로나 양성판정을 받은 딸은 낙담하여 집에 들어왔다.

"얼른 방에 들어가! 마스크 쓰고 있고."

누구나 알고 있는 격리 조치와 마스크 착용을 하라고 지시했다. 딸의 방문 앞에 서서 "만났던 사람들에게 연락하고."라고 말했다. 그것도 모자라 더 많은 잔소리를 카톡에 남겼다. 그러다 문득 생각했다.

'나 지금 뭐 하고 있는 거야. 무엇보다 딸의 몸은 어떤지, 마음은 어떤지 먼저 살펴야 하는 거 아니야?'

몸이 지치고 힘들거나 아플 때는 엄마의 손길과 따뜻한 품이 그립기 마련인데 아이에게 지시만 하는 모습을 보면서 곧바로 반성하게 되었다.

"딸, 몸은 어때? 열은 안나? 힘든 것은? 그래. 열은 안 난다니 다행이다. 몸이 아프다고 마음까지 무너지면 안 돼."

코로나 확진자가 10만 명에서 20만 명 나올 때인지라 어디에서 어떻게 감염된 것인지 알 수 없었다. 그런데도 딸은 자신이 누구와 접촉했는지, 누구 누가 이미 확진되었는지 따져 보기 시작했다. 자기 때문에 친구나 지인들이 확진되지 않았는지 걱정했다.

"지금 코로나 걸리는 것은 어쩔 수 없어. 언제 어디서 감염되는지 알 수가 없어. 너무 자책하지 말고, 몸도 마음도 잘 챙겨. 아무도 너를 비난하지 않아."

"알았어. 잉잉잉."

처음에 엄마가 위로해 주지 않아서 서운했다는 딸은 금방 마음이 풀렸다.

그리고 며칠 자가 격리로 방콕 생활을 하더니 "엄마. 나, 사육당하는 것 같아."라고 말했다. 방 밖으로는 한 발자국도 나오지 못하게 하니 얼마나 답답했겠는가. 이해되고도 남았다.

이후 차례대로 가족 모두가 확진되었다. 우리 가족이 확진되었을 때는 코로나 초기 확진자에 대한 사회적 비난이 거셌던 때와는 달랐다. 누구나 확진자가 될 수 있다는 사회적 인식은 확진자에게도 관대해졌다. 열에 아홉은 확진되면서 사람들에게 너그러워진 것이다.

코로나 확진자가 늘어나기 시작할 즈음, 코로나에 걸리지 않은 사람들은 차라리 코로나에 걸렸으면 좋겠다고 말했다. 만나고 싶지 않지만 빨리 만나고 싶다고 했다. 바이러스를 겪고 나면 마음 편하게 일상을 살 수 있을 것이라 기대했다. 코로나 확진자로 상처받고 싶지 않았고 더 이상 서로에게 상처 내고 싶지 않은 마음도 있었다. 확진되면 면역력이 생길지도 모른다는 기대도 있었다.

코로나 증상은 다양했다. 아무런 증상이 없는 사람, 고열에 시달리는 사람, 인후통과 두통이 있는 사람, 후각과 미각이 소실되는 사람, 두드러기가 심한 사람 등등. 대부분은 2~3일이면 증상이 완화되었지만, 일주일 이상 앓는 사람도 있었다.

평소 건강한 사람들은 후유증이 없었지만, 기저질환이 있는 사람들은 코로나를 앓고 난 후 무척 힘들어했다. 지금까지 회복되지 않은 사람도 있다. 코로나로 병세가 악화하여 사망한 사람도 있었다. 고인과 가족들에게는 억울하고 가슴 아픈 일이다.

나는 코로나 확진 후 며칠은 아무것도 하지 못했다. 증상이 완화된 다음부터는 심심했다. 격리기간을 어떻게 보낼지 한참을 궁리했다. 집콕과 방콕 생활에서 자신만의 노하우를 찾아야 했다. 친구를 만날 수도 없고 밖으로 나가 운동이나 산책을 할 수 없으니 모처럼 찾아온 여유가 반갑지 않았다.

사람들과 직접 대면이 막히니 온라인 세상이 열렸다. 휴대폰은 좋은 친구가 되었다. 넷플릭스나 유튜브를 보기도 하고 SNS로 모르는 사람들과 소통도 했다. 인스타그램에 '좋아요'를 누르거나 팔로우를 했다. 남들처럼 사진과 글을 올리거나 동영상을 찍어서 올리기도 했다. 온라인 세상은 사람들과 소통하는 새로운 도구가 되었다. 줌(ZOOM)으로 영상 미팅을 하거나 이프랜드와 제페토처럼 가상공간에서 소통하기도 했다. 코로나로 새로운 세상을 경험했다.

코로나 병동에서 일하다가 코로나에 확진되었다는 후배 간호사는 확진 후에도 쉬지 못하고 일했다고 한다. 열감이 있어서 자가진단키트로 코로나 검사를 했을 때 양성으로 나왔지만, 병동 상황이 좋지 않아서 쉴 수가 없었다고 한다. 병원에 알리지도 못하고 하루에 타이레놀 8알씩 먹으면서 일했단다.

"남편이 엄청 화를 냈어. 너 없으면 병원이 안 돌아가느냐. 아플 때 쉬어야지. 왜 그렇게 일하느냐? 코로나 병동 간호사가 코로나 걸려서 그렇게 일하면 되겠느냐"고 했단다.

후배 이야기를 들으면서 답답하기도 짠하기도 했다. "아니 도대체 왜 그렇게 일했느냐?"고 물었다.

본인이 병동 책임을 맡고 있는데 경력자가 부족하여 일할 사람이 없었단다. 어쩔 수 없다고 했다.

후배의 이야기를 들으면서 마음이 너무 무거웠다. 코로나로 자가 격리하는 동안 지루함을 달래느라 이것저것 시도하며 빈둥거렸던 것이 미안할 정도였다. 법으로 주어진 시간조차 자신에게 허락할 수 없는 현실이 안타까웠다. 언제쯤 간호사도 아프면 맘 편하게 쉴 수 있을까?

코로나를 겪으면서 많은 간호사가 병원을 떠났다. 병원을 떠났다고 더 나은 일자리를 찾았는지는 알 수가 없다. 간호사를 필요로 하는 곳은 많아졌고 일자리는 다양해졌다. 그러나 코로나가 할퀴고 간 자리는 처참했다. 바이러스의 토네이도 급 폭력 앞에 인간은 속수무책이었다. 바이러스를 앞세워 인간은 더욱 난폭해졌다. 서로가 서로에게 상처 내면서 그것이 당연하다고 말했고, 타인에게 가하는 폭력은 코로나 탓이라고 말했다. 이웃이며 동료였던 사람들은 쉽게 다른 사람에게 상처를 내면서도 모르는 척했다.

가장 따뜻하고 서로를 돌보고, 배려해야 할 병원 내에서 그 폭력은 더 가혹했다. 업무지시는 시종일관 강압적이고 독선적이었다. 업무의 문제가 있고 시정사항을 요구하면 오히려 비난받았다. 불평불만이 있어도 침묵할 것을 강요했다. 무조건 참고 일하라고 했다. 비민주적인 업무지시는 당연시되고 정당화되었다. 병원 일이 고달플수록 서로를 향한 공격의 화살은 더 거세졌다. 서로를 배려하기보다는 어쩔 수 없다는 것이었다.

바이러스의 공격은 작았지만, 그것을 대하는 인간은 거칠었다. 하지만 이제는 만나고 싶지 않아도 만날 수밖에 없는 코로나19 바이러스(혹은 또 다른 바이러스) 앞에 더 이상 인간이 무너지는 일은 없었으면 한다.

특별한 외출

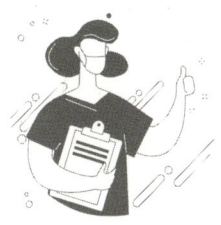

글을 쓰기 위해서 특별한 외출을 했다. 책상 앞도 아니고, 도서관도 아니고, 카페도 아니다. 낮게 구름이 깔린 하늘에 회색빛 안개가 낀 것으로 보아 비가 올지도 모르겠다 생각했다. 입춘이 지났지만, 바깥 날씨는 여전히 쌀쌀했다. 롱 패딩을 걸치고 겨울 털장갑을 끼고, 핫팩도 챙겼다. 추위를 많이 타서 단단히 무장 했다. 남편은 "나중에 검찰에서 추적 조사하면 어떡하려고 그래?"라며 살짝 겁을 주기도 했다. 시위에 참여한다는 말을 듣고 남편이 걱정하는 것이다. "아니 무슨 80년대식 발상을 하고 그러느냐."며 오히려 남편을 타박하고 집을 나섰다.

특별한 외출을 하는 곳은 국회의사당 앞이다. 간호사들과 간호 학생들이 진행하는 <간호법 제정>을 위한 릴레이 시위에 참여하기 위해서이다. 추운 겨울에도 3개월 넘게 시위가 있었다.

국회의사당역 6번 출구 앞으로 오라는 안내 문자를 받았다. 지하철 앞을 나서니 왼쪽 도롯가에 두 대의 경찰버스가 서 있었다. 자동차로 지나다 먼 길에서 국회의사당을 바라보기는 여러 번이었으나 가까이 와보기는 처음이었다. 두리번거리며 뒤돌아서서 몇 발자국을 걸어가니 젊은 여자 대여섯이 뭔가 이야기를 나누고 있었다. 대한간호협회 글씨가 적힌 대형 피켓 여러 개가 벽면에 세워져 있는 것으로 보아 맞게 찾아온 것 같았다.

간호협회 관계자가 먼저 온 사람을 안내하는 동안 바로 눈앞에 보이는 국회의사당 앞을 얼쩡거리며 눈과 귀로 주변을 훑었다. 가장 먼저는 확성기를 통해 나이가 칠십이라고 말한 분의 목소리가 들렸다. 드문드문 몇 개의 단어와 간간이 욕을 하는 소리도 들렸다.

다음으로 시야에 들어온 것은 신호등 건너편에서 <간호법 제정> 릴레이 피켓을 두 개 들고 있는 분이었다. 나이가 꽤 있어 보였다. 피켓에는 '국민건강과 환자안전 위한 간호법 제정', '여야 3당은 간호법 제정 약속을 지켜 주십시오!!'라는 글씨가 새겨져 있었다.

간호협회 맞은편에는 대한의사협회에서 나와서 피켓 하나를 들고 있었다. 간호법 제정을 반대하는 피켓이었다. 피켓을 들고 있는 사람은 의사협회장이라는 걸 나중에 알았다. 조금 있으니 간호조무사협회에서 나와 의사협회 관계자 옆에 피켓을 들고 나란히 섰다. 참고로 간호법 제정을 가장 반대하는 단체가 의사협회와 간호조무사협회다. 최근에는 여러 단체가 간호법 제정 반대 시위를 한다고 한다.

국회의사당과 주변 도로의 정경을 카메라에 담았다. 다양한 사람들이 국회의사당 앞에서 시위를 벌이고 있었다. 인도를 가운데 두고 멀리 천막도 보이고 피켓을 들고 있는 사람들이 보였다. 또 차량을 세워두고 깃발이나 플래카드를 걸어둔 사람, 몇 개의 주장을 패널에 써서 목에 걸고 걸어 다니는 사람, 바닥에 패널을 깔아놓고 있는 사람 등이 있었다. 트럭에 전광판을 설치하여 국회의사당 앞 도로를 몇 번이고 왔다 갔다 하는 사람과 트럭에 확성기를 달고 노래와 주장을 크게 틀어놓고 차량으로 오가는 사람도 있었다. 그중 한 사람은 차량이 멈출 때 깃발과 피켓을 들고 도로 한가운데에서 노래에 맞춰 춤을 추기도 했다. 차가 지나다니는 도로 위라 조금 위험해 보이기까지 했다.

사람들이 각자 자기의 주장을 담은 피켓이나 플래카드, 육성이나 확성기를 통해서 사람들에게 무엇인가를 알리고 있었다. 국회의사당 앞에 서서 주장을 펼치고 있는 이유는 법제화를 원하거나 반대하는 것일 것이다.

간호사 10명이 늘면 사망률은 7% 줄어든다는 연구가 있듯이 간호사 인력 문제는 곧 환자의 건강 문제와 직결된다. 의료법에는 환자 수 대비 간호사 수 규정이 있지만 그 규정을 지키는 병원은 드물다. 게다가 간호사 수는 병원마다 천차만별이다. 간호사 인력 규정을 지키지 않아도 처벌받는 규정이 없으니, 병원은 최소 간호사 인력으로 병원을 운영한다. 적은 간호사 인력은 업무 과중으로 이어지고 간호사가 병원 현장을 떠나게 하는 주요 원인 중 하나다.

외국의 사례가 궁금해서 미국 병원에서 일하고 있는 친구에게 연락했다. 30여 년 전부터 미국 간호사 인력은 우리나라와 비교가 되지 않았다. 친구는 산부인과 병동에서 근무하는데 3~4쌍의 모자(母子)를 간호한다고 했다. 미국에서는 간호사 한 명이 4~6명의 환자를 담당한다고 한다. 우리나라 간호사 한 명이 담당하는 환자 수는 적게는 12명, 평균 20여 명이며, 많게는 40여 명이 넘는 환자를 담당한다. 우리나라 간호사는 미국 간호사보다 최소 2.5배가 넘는 환자를 담당하는 것이다.

우리나라 간호사는 왜 이렇게 많은 환자를 봐야 하는 걸까? 우리나라 간호사가 미국 간호사보다 월등히 능력이 출중해서도 아니고, 우리나라 환자는 미국 환자보다 경증 환자가 많기 때문도 아닐 것이다. 환자들의 건강을 위해서는 간호인력이 중요하다는 인식이 낮기 때문이다.

더구나 현행 의료법은 간호사의 간호 행위를 정당하게 대우하지 않는다. 환자를 간호해야 할 간호사도 부족한데 의사를 대신하는 일뿐 아니라 다른 직종에서 해야 할 일까지 도맡아서 하는 경우도 많다. 예를 들면 혈액검사, 심전도 검사, 환자 이송, 검체 이송, 청소 등의 일로 간호를 못 하는 일이 발생한다. 병원에서는 간호업무 이외의 일을 시키면서 아무런 문제의식도 갖지 않는다. 선별진료소에서 소독하고 청소하는 일도 당연히 간호사가 하라고 했다. 혈액검사와 객담검사, 심전도 검사 등도 아무런 상의도 없이 간호사에게 일을 맡겼다. 시키는 일이면 뭐든지 다 하라고 했다.

PA(physician assistant) 간호사를 채용하여 의사 업무를 대신하게 한다. PA 간호사는 거의 모든 병원에서 채용하고 있다. 의사를 대신해서 진료의뢰서 및 진단서 작성, 수술 및 시술 보조, 응급상황 보조, 검체 의뢰, 처방, 회진,

투약 등의 역할을 한다. 병원은 불법적인 일도 서슴없이 시킨다. 간호사 업무영역을 병원 입맛에 맞게 고무줄처럼 늘린 것이다. 어디까지가 간호사가 해야 할 일인지 경계가 불분명하면서 나타나는 문제이다.

 내가 시위에 참여한 이유는 앞으로 간호사로 일하게 될 날보다 환자나 보호자로 병원에 방문해야 할 일이 더 많은 나이가 되었기 때문이다. 환자나 보호자로서 병원에 방문했을 때 믿고 신뢰하며 안심하고 간호와 치료를 받았으면 좋겠다. 환자나 보호자가 되어 눈코 뜰 새 없이 바쁜 간호사의 눈치를 살피고 싶지 않다. 간호사가 바쁘지 않은 시간을 재빨리 알아채서 환자의 요구를 말해야 하고, 가끔은 오랫동안 통증을 참으며 차례가 돌아오기만을 하염없이 기다리고 싶지 않아서이다. 나와 내 가족에게 혹여 의료진의 손길이 미치지 않아 위험에 처하고 싶지 않다. 환자나 보호자로서 병원에 방문했을 때 간호사가 적은 병원에서 진료받고 싶지 않다.
 부족한 간호 인력과 불분명한 간호업무는 환자에게 돌아가는 간호사의 손길이 덜 미친다는 것을 의미한다. 적정 간호 인력이 확보되지 않은 상태에서는 환자의 안전을 보장받을 수 없다.

그런데 모든 병원이 간호사가 부족한 상황에서 병원을 운영한다면 환자로서는 매우 위협적인 상황이라고 할 수밖에 없다.

간호인력을 확보하여 환자 안전을 책임질 방법이 간호법이다. 간호법은 우리 모두의 건강을 책임질 누이 좋고 매부 좋은 법이다. 더 이상 미룰 이유가 없다.

어깨 키만 한 피켓 두 개를 들고 대로변에 서 있는 동안 다리도 아프고 허리도 아팠다. 장갑을 끼고 두꺼운 패딩을 입었지만 쌀쌀한 날씨 때문에 추위를 물리치기는 힘들었다.

여러 사람이 국회의사당 앞에서 시위하는 모습을 지켜보니 다양한 주장과 요구가 있다는 것을 새삼 깨닫게 되었다. 국회도 다양한 사람들과 수많은 단체의 요구를 다 담아내는 일이 쉽지는 않을 것이다. 가끔은 각 단체 간의 이해 충돌이나 상충 되는 견해도 있을 것이다. 지난 몇 년간 간호법이 국회에 상정되었지만 통과되지 못한 이유이기도 하다.

얼마 전 신문에는 코로나 환자가 줄고 코로나 병동이 폐쇄되면서 간호사에게 휴직이나 강제 휴가, 타 병동 헬퍼로 일하라고 강요한다는 기사가 올라왔다. 모두가 두렵게 여기던 감염병 앞에 당당히 두 팔 걷어붙이고 일한 사람들이 받아야 할 대우는 아닌 듯하다. 노동조건의 열악함 속에서도 꿋꿋하게 버텨줘서 고맙다고 보상은 못 해줄지언정 하루아침에 나락으로 떨어뜨리는 일은 없었으면 한다. 그들은 누군가의 아들딸이고, 엄마고 부인이고, 누나고 동생이다. 앤데믹(endemic)으로 향해가고 있는 지금은 그들을 소중하게 보듬어야 할 때이다. 더 이상 간호사에게 희생만을 강요하는 일은 없기를 바란다. 아울러 환자와 국민의 건강과 안전을 보장하기 위해서라도 시급한 일이 무엇인지 국회와 정부가 생각해야 한다. 며칠 전 드디어 국회에서 간호법이 통과되었다. 이제는 간호법이 국민의 건강을 위해 제대로 자리 잡도록 해야 한다.

간호사가 꿈꾸는
세상에서 살아보기

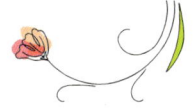

계란으로 바위치기

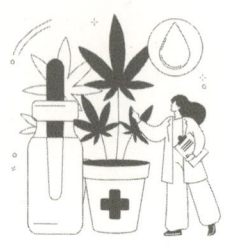

드라마 <응답하라 시리즈> 중에서 제일 좋아하는 시리즈는 응팔(응답하라 1988)이다. 응팔에 끌리는 이유는 인생에서 가장 빛나는 청춘을 살았던 시기이기 때문이다. 대학 새내기로 설렘이 가득했던 그때를 떠올리면 지금도 가슴이 뛴다.

1987년은 우리나라의 대 격변기라고 할 수 있는 6월 항쟁과 6.29 선언이 있었으며, 우리나라 최초로 대통령을 국민의 손으로 뽑는 직접선거가 이루어졌다. 1988년에는 서울 올림픽이 있었다. 정부에서는 서울 올림픽을 준비하고 있었지만, 학내는 여전히 민주화 투쟁의 바람을 이어가려고 했다. 시위와 집회, 수업 거부와 학내 투쟁이 이어졌고, 민주열사와 통일열사의 목숨 건 투쟁도 계속되었다. 대학

새내기로서 갖는 기대와 설렘은 사회의 민주화와 통일에 대한 열망으로 점차 물들어 갔다. 그 시절 대학생들이 우리 사회의 여러 문제를 고민하는 것은 당연한 것으로 여겨졌다. 대학 새내기들의 수업은 교수에게 강의실에서 배운 것이 아니라 선배나 학우들을 보면서 거리에서 더 많이 배웠다.

대학 2학년은 신입생의 설렘은 누그러지고 새로운 기대가 찬다. 선배로서 뻐기고 싶은 마음이 생기고, 간호학을 배우기 시작하면서 직업에 대한 부푼 꿈을 갖게 된다. 그런데 간호학은 교양과목과 달리 논리적인 사고나 비판적인 생각이 필요한 과목이 아니다. 무조건 외우고 또 외워야 하는 과목이다. 사회의 영향으로 학생들은 민주적인 수업 방식을 원했지만, 교수에 의한 일방적인 주입식 교육이 계속됐다.

2학년 학기가 시작된 지 얼마 되지 않은 날이었던 것 같다.

"얘들아! 대학병원에서 이번에 졸업하는 선배들을 일용직으로 뽑는대."

"일용직이 뭐야?"

"임시직보다 못한 일용 잡급직이라는데…"

"그게 무슨 말이야? 대학병원은 공무원이잖아."

당시만 해도 대학병원 간호사들은 공무원 신분을 가지고

있었다.

"정규직 TO(table of organization, 일정한 규정에 의하여 정한 인원)가 없어서 일용직으로 뽑는대. 일하다가 나중에 자리가 나면 정규직으로 채용한다고 했대."

듣도 보도 못한 일용직 채용에 우리는 모두 경악했다.

"근데 일용직으로 일하고 월급은 16만 원이래."

"뭐? 월급이 16만 원이라고? 아니 일용직도 억울한데, 월급 16만 원이 뭐야? 월급이라도 제대로 줘야 하는 것 아니야!"

정규직 급여의 10분의 1도 안 되는 돈으로 간호사를 채용하려고 한다는 이야기였다.

병원 경영진 입장에서는 늘어나는 환자를 감당할 수는 없고, 간호사 인력은 부족한데 정부에서는 더 이상의 인력 확대를 할 수 없다고 하니 궁여지책으로 마련한 방법이 일용직이라고 했다. 당시만 해도 일용직과 비정규직이 그리 많지 않은 때인지라 도저히 이해하기 어려운 부분이었다. 비정규직도 문제였지만 저임금은 더 큰 문제였다. 당시 짜장면값이 800원 정도였는데, 간호사가 받게 될 시급은 600원 정도로 짜장면 한 그릇만도 못했다.

지금 생각하면 병원 경영진뿐 아니라 정부도 병원의 비정규직과 저임금 정책에 대해서 방조하며 손 놓고 있었던 것 같다. 어쩌면 먼저 나서서 부추기고 있었는지도.

병원이 간호학과 4학년에게 일용직과 저임금을 받아들이라는 요구는 너무 부당하게 느껴졌다. 그해에는 4학년 선배들에게만 해당하지만, 몇 년 내에는 당장 자신에게도 닥칠 문제였다. 그러니 선배든 후배든 우리는 모두 한마음으로 뭐라도 하기로 했다.

간호학과 학생회를 중심으로 대책위원회가 꾸려졌고, 병원의 부당한 요구에 대해서 어떻게 대처할지 방법을 찾아 나섰다. 학년별로 모여서 토론을 했고, 전 학년 공청회도 열었다. 병원과 학교 내 곳곳에 대자보를 붙였다.

며칠 간의 항의에도 대답이 없자 전 학년이 전면 수업을 거부했다. 학교 강의실에 모여서 농성을 시작했다. 거리로 나가서 부당한 현실을 알렸고, 피켓을 들고 병원장을 찾아가서 시위를 벌이기도 했다. 하지만 병원은 눈 하나 깜짝하지 않았다.

학생들이 병원의 부당한 요구에 항의하는 동안 학교와 교수들은 나 몰라라 뒷짐을 지고 있었다. 사회를 향해서 외치는 학생들만이 애가 탔다. 대학생이 느끼는 현실의 벽은 높고 단단했으며, 무너지지 않을 것처럼 여겨졌다. 지금이라면 유튜브, 인스타그램, 페이스북 등 SNS를 통해서 널리 널리 퍼져나가겠지만 당시에는 학생들의 공허한

메아리에 불과했다. 어느 방송사나 신문사에서도 우리의 목소리를 담아 주는 곳은 없었다.

 수업을 거부하면서 학교에서 철야농성을 하던 때 나는 자취를 하고 있었다. 농성을 벌이느라 집에 들어가지 않은 지 일주일 정도 되었을 때 아버지께서 학교에 찾아오셨다. 아버지께서 학교에 찾아온 것은 처음 있는 일이었다. 대학생이 된 나에게 "데모를 해도 좋으니 앞에만 서지 마라"라고 당부하셨던 분이다. 아버지는 조금은 안타깝게 나를 바라보시며 한마디 하셨다.
 "얘야! 계란으로 바위 치기다."
 아버지는 그 말을 남기고 뇌졸중으로 마비가 있는 불편한 몸을 절룩이며 자리를 뜨셨다. 나는 병원이 바라보이는 석양 속으로 멀어져 가는 아버지의 뒷모습을 오래도록 바라보았다. 그리고 마음속으로 아버지께 말씀드렸다.
 '아버지, 낙숫물이 바위를 뚫듯이 언젠가는 변할 거예요. 지금은 계란으로 바위 치기 일지라도 멈출 수는 없어요. 두고 보세요. 낙숫물에 깨지는 바위를 보게 될 날이 올 거예요.'
 스무 살의 청춘은 자신의 꿈에 사로잡혀 어른들의 생각과 아버지의 마음을 다 헤아리지는 못했다. 어른들 마음을 어찌다 알겠는가. 그러나 잘못되고 부당함에 대해서는 아니라고 말할 수 있었다. 잘못된 것에 잘못되었다고 말해야 한다고 생각했다. 성공적인 결과를 얻는다면 좋겠지만 그렇지 않을 수도 있다. 그러나 청춘이라면 실패가 눈에 보이더라도 우리가 바라는 건강한 사회가 되도록 젊음과 열정의 목소리를 내야 한다고 여겼다.

스무 살 그때로 다시 돌아간다면 어떤 선택을 할까? 그때처럼 부질없는 외침이 될지라도 같은 선택을 할까? 여전히 정면으로 맞설까? 아니면 회피하고 모르는 척 할까? 지금 그 시절로 돌아간다 해도 사회라는 커다란 바윗덩이 앞에서 절망하고 싶지는 않다. 어른들이 관행처럼 만들어 놓은 금단의 벽 앞에서 물러서고 싶지는 않다. 부질없는 몸짓일지라도 하나의 작은 낙숫물이 되겠다는 마음이다. 그것은 어쩌면 젊음의 특권이니까.

마중물 되기

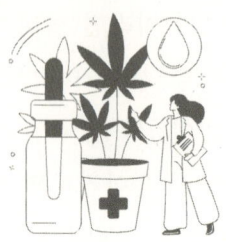

"공장에서 알바를 했을 때 한 달 알바비가 13만 원이었어. 그런데 병원에서 받은 첫 달 월급이 17만 원이었어. 허 참."

"병동 회식을 했는데 회식비가 30만 원이 나온 거야. 나는 병원에서 한 달 일하고 19만 원을 받았어. 정말 비참하더라."

30여 년 전 간호 학생 때 모교 대학병원의 간호사 일용직 채용과 저임금에 반대하며 병원에 강하게 항의했던 선배 두 명과 줌에서 만났다. 신규 시절 경험을 말해달라고 했을 때 첫 마디가 아르바이트비나 회식비만도 못한 급여 이야기였다.

30년 전 간호 학생들의 "간호사를 정당하게 대우해

달라"는 요구는 좌절되었다. 대학을 졸업하는 학생들에게 취업에 대한 요구는 절박했으며 먹고살아야 하는 것은 현실이었다. 당위성만 가지고 버틸 수 있는 문제가 아니었다. 학생들에게 취업은 목숨 줄에 가까운지라 저임금에 불안정한 일자리라도 들어가야 했다.

졸업생의 반절 정도가 모교 대학병원에 취업했다. 어쩔 수 없이 우리는 일용직과 저임금으로 간호사 생활을 시작했다. 신규 간호사들은 조금씩 차이는 있었지만 1년 이상 길게는 2년 가까이 형편없는 근로조건으로 일했다.

신규 간호사 생활은 사람마다 달랐다. 한 부서에 배치를 받아 얼마간의 트레이닝 기간이 주어진 사람도 있었지만, 어떤 사람은 신규교육도 없이 이 부서 저 부서를 쉴 새 없이 옮겨 다니는 메뚜기 신세를 면치 못하는 사람도 있었다. 신규 간호사 교육도 없이 피알엔(PRN, 헬퍼)이라고 하여 간호사가 필요한 부서라면 어디든 가는 간호사로 일 년 넘게 일하는 사람이 많았다. 일용직과 저임금도 문제였지만 교육도 없이 이리저리 부서를 이동하니 전문적으로 배워야 할 업무를 제대로 배우지 못하는 것도 큰 문제였다. 신규 간호사가 한 부서에서 일 년 이상 일해야 병원 생활에 적응할 수 있는데 뺑뺑이를 돌리니 좀처럼 적응되지 않았다. 두세 군데 부서 이동이라면 다행이었지만 열 곳 넘게 옮겨 다는 경우도 많았다. 친구 중 한 명은 스무 곳을 옮겨 다녔다.

 어쩔 수 없는 처지 때문에 형편없는 근로조건을 받아들이기는 했지만 우리들의 '계란으로 바위 치기'는 병원에서도 계속되었다. 현실의 벽은 높고 단단했지만 부당함을 무조건 참고 견디지는 않았다. 먼저 졸업한 선배들을 중심으로 간호사의 어려운 상황을 개선해 보고자 했다.
 노조도 없던 시절이라 선배들은 간호사 모임을 만들었다. 비정규직과 저임금 문제뿐만 아니라 간호사들의 부족한 인력 수급과 그로 인해서 발생하는 환자의 안전 문제, 의료제도의 문제, 비민주적인 의사결정 등 병원 내외의 여러 가지 문제를 개선하고자 했다.
 당시에 간호사 모임을 이끌었던 선배 언니가 모임이 만들어진 계기를 설명했다.
 "우리 모임 이름이 '참 간호 실천회' 약칭 '참실'이라고 불렀잖아. 그때 모임을 만든 것은 간호사들이 할 수 있는 일을 해 보자는 마음으로 시작했어. 기억날지 모르겠는데, 간호사 폭행 사건 기억나?"
 "아니. 이야기를 듣긴 했는데 정확히는 몰라… 그

이야기해 줘."

"그때 병동에서 간호사 폭행 사건이 났어. 처음에는 레지던트와 간호사 간의 다툼이 있었어. 그런데 다투는 와중에 레지던트가 청진기로 간호사의 목을 조른 거야. 폭행 사건이 벌어졌는데, 당시에는 폭행한 사람에 대한 처벌 규정도 병원 내규도 없는 거야. 유야무야(有耶無耶) 묻히려고 했지. 그래서 '참실'을 중심으로 대자보를 붙이고 간호부장과 병원장을 찾아갔어. 우리의 요구는 폭행 사건 당사자의 공개 사과와 징계, 폭력 사건 재발 방지 대책을 마련하라는 거였어."

지금도 간간이 병원 내에서 벌어지는 폭행 사건 관련한 기사가 오르내린다.

"간호사들이 대강당에 다 모였다. 결국, 그 레지던트가 공개적으로 사과했고, 일 개월 감봉 처분을 받았을 거야. 병원에서 처음 있는 일이었어. 그때를 생각하면 가슴이 뿌듯해진다. 우리는 존중받고 배려를 받아야 할 당연한 권리가 있는 거야."

다른 선배 언니는 또 다른 일을 떠올렸다.

"이런 일도 있었잖아. '참실'에서 간호사들이 근무 시작 전에 주사약을 미리 준비하는 것에 대한 문제를 제기했어. 간호인력이 부족하니까 간호사들이 출근하기만 하면 주사제를 다 미리 준비해 놓았어. 주사기도 다 까놓고, 생리식염수를 주사기에 재어 놓았지. 오구멘틴이라는 항생제는 믹스(mix)해 놓으면 갈색으로 변하는데도 섞어서 주사기에 재어 놓았잖아. 인력이 부족하니까 바쁘지 않을 때 미리 준비해 놓았던 거지. 우리가 그때 주사제 미리 준비하는 문제를 제기하면서 환자 수 대비 간호사 수를 지키라고 요구했잖아. 그때도 환자 대비 간호사 수 규정은 있었어. 그것을 지키라는 요구였는데, 엉뚱하게도 소식지에 '환자는 거의 맹물 같은 주사를 맞는다.'는 표현이 잘못되었다며 간호부에서 우리를 나무랐지. 본질은 어딘가로 날아가고 우리의 소식지 내용이 잘못됐다고 했어. 그리고 뒤늦게 간호업무 파악을 한다며 뒷북이었지."

선배들이 만든 간호사 소모임은 간호사들의 문제뿐만 아니라 병원 내 여러 문제를 다루었다. 소식지를 발간하여 타 부서와도 소통했고, 간호사들의 의견을 수렴해서 병원장이나 간호부장을 찾아가 면담을 하거나 시정을 요구하기도 했다. 친목 도모를 위해 노래모임과 풍물패, 편집부, 역사 기행 등의 활동도 했다. 연말에는 노래자랑이나 영화 상영을 통해서 전 직원뿐만 아니라 환자 보호자와 함께 하기도 했다.

참 간호를 실현하고 싶었던 젊은 간호사들은 문제만을

제기하고 불평만 늘어놓는 사람이 아니었다. 임상 현장에서 효율적인 업무 방법을 찾고 문제의 원인을 근본적으로 해결하려 했으며, 부당한 지시에 따른 문제를 적극적으로 해결하려는 사람이었다.

현실의 문제를 해결하면서도 병동 생활에서도 모범이 되려고 했다. 환자나 보호자에게는 친절하고 상급자에게는 정중하고 당당했으며, 동료들에게는 따뜻했다. 당연히 믿고 의지할 만큼 든든한 사람이었다. 자신의 잇속만 차리는 이기적인 사람이 아니라 항상 남을 존중하고 배려하려고 애썼다. 점차 선배 언니들에 대한 동료들의 믿음과 신뢰가 쌓여갔고, 나중에는 수간호사나 관리자들도 심리적 지지와 물질적 지원을 아끼지 않을 정도가 되었다.

병원에 입사한 신규 간호사는 낯선 환경에 홀로 서 있는 거나 마찬가지다. 병원에 노조가 없다면 부당한 대우를 받더라도 찾아갈 곳도 없다. 불평불만이 있어도 속으로만 삭여야 한다. 그럴 때 믿음직한 선배가 있다면 큰 힘이 된다. 신규 간호사가 본받고 싶은 선배라면 단순한 버팀목 그 이상이다.

당시 선배 언니들은 후배 간호사가 본받고 싶은 사람이었다. 그들은 진심으로 일했고 열정적으로 하루하루를 살았다. 어떤 개인적인 이득을 바라고 하는 일이 아니었다. 그저 공동의 문제를 해결해 보려고 노력했다. 선배들은 세상의 변화를 이끈 마중물이었다.

 세상에는 자기의 이익보다 다른 사람의 이득이나 공익을 먼저 생각하는 사람들이 있다. 그들은 모두가 안전하고 건강한 사회가 되기를 바란다. 변화를 두려워하지 않으며 옳은 일에 앞장선다. 이런 사람들을 우리는 선구자 또는 개척자라 부른다. 이들 덕분에 사회는 발전해 왔고, 세상은 좀 더 살만해졌다. 지금도 세상을 변화시키는 마중물이 되어 기꺼이 자신을 내어주는 사람들이 있다. 그분들의 노고에 감사의 마음을 전한다.

용기와 두려움

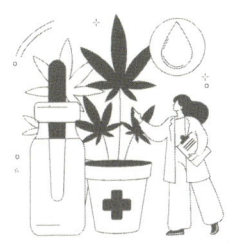

"노동 삼권이 무엇인가요?
"단결권, 단체 행동권, 단체 교섭권입니다."
"병원에 들어오면 노조에 가입할 건가요?"
"노조 근처에는 얼씬거리지 않겠습니다."

삼십여 년 전 병원 입사할 때 면접관이 물었던 질문과 그에 대한 모범답안이다.

그도 그럴 것이 당시만 해도 민주화 운동 바람을 타고 우후죽순처럼 노동조합이 만들어지던 때였다. 입사한 직원들이 노동조합을 만들고, 단체교섭이다 단체행동이다 병원을 시끄럽게 하니 경영진으로서는 영 성가신 일이 아니었을 것이다.

1990년대 초반 대학병원에 입사하고 보니 일용직 직원은 간호사뿐만 아니라 전 직종에 있었다. 임상병리사, 물리치료사, 방사선사, 간호조무사, 의무기록사, 행정직, 조리원 등 160여 명이 일용직으로 일하고 있었다. 일용직 직원들은 정직원과 같은 일을 하면서 저임금과 불안정한 고용 형태로 불이익을 받았다. 그래서 일용직 직원들끼리 노동조합을 건설하자는 의견을 모으는 것은 그리 어렵지 않았다. 일용직 직원을 중심으로 만들어진 노동조합은 병원이 공사화되면서 전 직원을 아우르는 노동조합으로 변신했다. 전국적으로 노동조합이 건설되던 시기였다. 노동조합이 만들어지면서 노동자들은 노동권을 정당하게 요구했고, 인간답게 살 권리를 당당하게 주장했다. 드디어 노동자들의 용감한 행진이 시작된 것이다.

1997년 11월 김영삼 정부 말기에 우리나라는 IMF 경제 위기를 맞았다. 노동자의 위기는 나라의 위기와 함께 찾아왔다. 나라가 어려운 시기일수록 노동자의 삶은 더 각박해졌다. IMF로 인해 더 많은 노동자가 비정규직으로 전락했고, 명예퇴직과 정리해고로 많은 사람이 직장에서 쫓겨났다. 고용불안과 불평등은 심해졌고 빈부격차는 더 벌어졌다.

IMF의 영향은 국립대 병원에도 불어 닥쳤다. 나라의

위기에 동참해야 한다며 고통 분담을 강요했다. 기존에 지급하던 각종 수당을 일방적으로 지급하지 않는 등 실질 임금이 삭감되었다. 나이 많은 고임금자의 명예퇴직을 유도했다. 일방적인 정리해고가 되지 않은 것만으로 다행으로 여겨야 할 지경이었다.

인간의 삶이란 사회·시대적 환경에 많은 영향을 받는다. 시대의 흐름은 가끔 사람을 엉뚱한 곳으로 이끌고 간다.

선배 언니 중 눈물 많고 마음이 무척 여린 언니가 있다. 그런 언니가 한때 노조위원장을 했다. 노조위원장 하면 다부지고 강단 있으며 무척 센 사람을 떠올리겠지만 언니는 그런 모습과는 사뭇 달랐다.

"내가 분만휴가가 끝나서 병원에 출근했는데, 나보고 노조위원장을 하라더라. 노조위원장만 하면 나머지는 다른 사람들이 다 알아서 한다는 거야. 얼떨결에 노조위원장이 되었지."

선배 언니는 간호사 모임과 여러 소모임 활동을 열심히 했지만, 노조위원장은 생각지도 않았단다.

IMF 당시 선배 언니는 노조위원장이었고 나는 사무장이었다.

노조와 병원은 몇 달 동안 단체 협상을 진행했지만 좀처럼 타협을 보지 못했다. 병원 경영진은 정부와 타 국립대 병원의 눈치를 살폈다. 정부에서는 임금협상 및 근로조건 등에 대한 규제를 강화했다. 노동조합도 단위 노조의 요구가 있었지만, 보건의료노조 전체의 흐름과 방향이 있었기 때문에 섣부른 결정을 하지 못했다. 서로가 눈치 보기를 하며 좀처럼 협상을 진행하지 못했다.

노조 대표였던 우리는 파업이 불가피한 것으로 여겼고 일찍부터 파업을 준비했다.

무엇보다 파업의 정당성을 알려야 했다. 조합원의 찬성을 얻어야 했고, 직원들의 암묵적인 동의와 지지가 필요했다. 환자와 보호자, 국민에게도 노조의 요구가 정당하다는 것을 알릴 필요가 있었다. 밤낮을 가리지 않고 병원 곳곳을 누비며 조합원을 만났다. 유인물을 나눠주고, 게시판에는 대자보를 붙이고, 병원 밖에는 플래카드를 내걸었다.

우리 병원뿐 아니라 타 병원 조합원들도 참여할 수 있도록 방법을 논의했다. 지역의 여러 노동조합과 연대할 수 있는 방법도 모색했다. 민주노총 소속 여러 노동조합의 지지를 받으며 일을 진행했지만 처음 하는 병원 파업은 두렵기만 했다.

매스컴과 적극적인 인터뷰를 통해서 우리들의 의지와 요구를 알렸다. 매스컴에 거는 기대는 노조 활동에 대한 적극적인 지지보다는 비난받지 않게 하는 것이 중요했다.

노동조합의 단체행동은 조합원이 쉽게 참여할 수 있는 단계부터 시작했다. 조합원들은 가슴에 리본과 배지 달기, 단체티셔츠 입기, 연차휴가 투쟁 등을 진행했다. 점심시간에는 현관 앞에 모여서 병원을 방문하는 사람들에게 전단을 나눠주거나 협상의 진행 상황을 보고하는 시간을 가졌다.

파업은 조합원이 참여하는 가장 높은 단계의 단체행동이다. 파업을 위해서는 조합원 찬·반 여부를 물어서 진행해야 한다. 병원 노동자들이 파업 찬반투표에 찬성을 했다고 해도 실제 단체행동에 참여하기는 쉽지 않다. 그러나 IMF 사태라는 국가적 경제 위기 속에서 노동자들이 저항할 방법은 파업이라는 단체행동뿐이었다.

병원에서 파업할 때는 의료공백을 메꾸기 위해 응급실, 중환자실, 수술실 등 필수 부서에는 직원을 배치한다. 일반병동에서도 최소 인력은 남을 수 있도록 조정한다. 그러나 병원 노동자들의 파업은 환자의 수술을 미루고, 진료 일정을 변경해야 한다는 부담이 있으며, 동료들에게는 업무가 과중 된다는 미안함이 있다. 심리적 압박뿐만 아니라, 여론 상황도 무시할 수 없다. 예나 지금이나 매스컴에서는 병원 노동자들의 파업은 환자들의 불편을 이유로 노동자를 공격한다.

가끔은 사람들로부터 직접적인 공격을 당하기도 한다. 우리가 파업을 준비하기 위해서 로비에 모였을 때도 어떤 환자와 의료진이 "환자를 볼모로 뭐 하는 짓이냐?"라며 소리를 지르기도 했다. 우리의 요구가 아무리 정당하다 해도 사회적 냉대와 비난에 자유로울 수는 없다.

의료인으로서 환자에 대해 갖는 책임감과 직업의식은 노동자로서 살아가는 간호사에게 번민을 일으키는 지점이다. 간호사들은 환자를 맞이하는 최전선에 있기 때문에 노동자로서 자신의 요구가 아무리 정당하다고 해도 단체행동을 하기가 쉽지 않다. 인간으로서 존중받고 행복하게 살고픈 꿈이 있다고 해도 환자를 두고 병동을 떠날 수 없는 의료인으로서의 책임감을 늘 안고 산다. 병원 노동자로 살아가는 한 노동자로서의 요구와 의료인으로서 책임은 변하지 않는다.

노동조합원으로서 간호사가 갖는 부담도 만만치 않지만, 노조위원장이라면 부담과 책임이 더 클 것이다. 노동조합을 앞장서서 이끌었던 선배 언니는 당시 어땠는지 물었다.

"노조를 시작할 때 IMF가 터졌잖아. 노조에서 파업을 하기로 한 날 새벽 1시까지 병원 측과 협상했어. 그런데 협상이 결렬되었지. 파업하고 싶지 않았지만 어쩔 수 없었어. 파업하기로 한 새벽에 할머니가 돌아가셨다는 연락을 받았어. 장례식도 제대로 치르지 못하고 우리 병원 역사상 처음으로 파업을 했잖아."

선배 언니는 당시 시부모님으로부터 직·간접적인 압박을 받으면서 노조를 이끌었다고 했다. 그러나 개인 사정과 어려움은 잠시 접어두었다. 잘하든 못하든 누군가는 해야 할 일이었고, 그 일이 자신에게 주어졌으며 스스로 그 일을 선택했다. 노동조합을 이끌면서 갈등 상황도 많았고 미숙한 점도 있었지만, 겁 없이 달렸다. 선배 언니는 여러 어려움을 어떻게 극복했는지 궁금했다.

"용기는 두려움이 없는 상태가 아니고, 두렵지만 자신과 서로를 믿고 그냥 앞으로 나가는 것이지. 후배들은 선배들이 있어서 두려움을 이길 수 있었고, 선배들은 후배들이 있었기에 든든했어."

전국에 100만 병원 노동자 중에서 8만 명 정도만 보건의료노조 조합원이다. 8만 명 중에서 간호사 조합원이 50% 정도 된다고 했을 때 노동자로서 법적 보호를 받는 간호사는 4만여 명밖에 되지 않는다. 전국 25만 명 간호사 중 16% 정도이다. 노동자로서 당연한 권리를 누려야 하지만 많은 간호사가 법적 권리 테두리 밖에서 일하고 있는 것과 마찬가지다.

노동조합이 만들어진 지 삼십여 년이 흘렀고 사회적 환경도 많이 좋아졌다고 하지만 노동자로서 권리를 찾는 일이 쉽지 않다. 노동자로서 단결권이 있어도 병원에서 노동조합을 만들기 어렵고, 노동조합이 있다고 해도 제대로 된 단체교섭이 진행되지 않는 경우도 많다. 교섭이 결렬될 때 단체행동을 하는 것은 더 어렵다.

병원 노동자의 권리를 찾는데 한두 사람의 희생이나 용기만으로는 어림없는 일이다. 사회·문화적으로 일하는 사람을 존중하는 사회가 되어야 한다. 우리 모두 함께 노력해야 한다. 언젠가는 간호사도 노동자로서 당당한 권리를 찾아야 한다.

병원에 투자하고 싶습니다

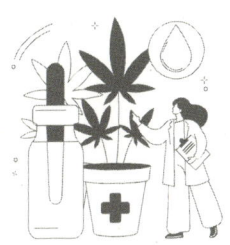

 30여 년 전 대학생일 때 의대생과 간호대생은 학생회를 중심으로 여러 활동을 했었다. 그중에 기억나는 활동은 빈민촌에 가서 한 의료 봉사와 농촌에서 일손을 돕고 의료 봉사를 했던 일이다. 나눔 의료를 실천하고자 했던 졸업생들과 학생들이 함께 한 활동이었다.

 우리는 여러 이야기를 나누었는데 그중 기억에 남는 대화가 있다.

 "우리 나중에 우리끼리 병원을 만들어서 함께 일해보자."라고 말했었다.

 좋은 병원이 어떤 병원인지는 모르지만 우리는 함께 꿈을 꾸었고, 훗날 함께 일하면서 좋은 병원을 만들어 보자고 다짐했었다. 누구는 간호부장을 하고 누구는 수간호사를 하자고 했다. 누구는 병원장을 하고, 누구는 정형외과 또 다른 이는 흉부외과를, 또 누구는 내과를 하자고 했었다.

대학을 졸업하고 대학병원에 입사하기 전, 시골 마을의 작은 의원에서 몇 개월 일한 적이 있다. 평소에 얼굴만 아는 대학 선배의 부인이 운영하는 병원이었다. 선배가 어떤 병원을 꿈꿨는지 모르지만 나는 시골 동네를 방문하며 농촌 마을의 의료 실태를 파악하고 어떤 활동을 할지 고민했었다.

학생 때 의료 봉사하던 것과는 다른 의료를 생각했던 것 같다. 방문간호 사업이 도입되기 전이었기 때문에 정확히 어떤 일을 해야 할지 몰랐다. 단지 새로운 병원과 의료를 꿈꾸었던 것 같다.

첫 달에 같이 일하던 직원들보다 내가 더 많은 월급을 받았다. 내가 특별히 월급을 더 받아야 할 이유는 없다고 생각하여 선배에게 다른 직원들과 같은 월급을 달라고 말했다. 선배는 나의 요구를 흔쾌히 받아들였다. 그리고 이런 요구도 했다. 원장인 선배도 업무가 끝나면 직원들과 같이 청소하자고 했다. 선배는 이번에도 요구를 받아들였고, 업무가 끝나면 마대를 들고 병원을 함께 청소했다.

지금이라면 그런 일은 상상조차 하지 않을 것이고, 절대 그런 요구를 하지 못할 것이다. 의사와 일반직원과의 간극이 하늘과 땅 차이인데 어림없는 일이다. 급여 수준은 시장의 질서를 흐트러뜨린다고 하여 절대 받아들여지지 않을 일이다. 그때를 생각하면 터무니없는 생각에 호응해 준 선배에게 고마울 따름이다.

어느 날, 주말농장 일을 마치고 양평 두물머리 호숫가에서 잠시 휴식하고 있을 때 또 다른 의사 선배로부터 전화가 왔다. 잘 지내느냐는 안부 전화였다. 대학 때 학생회 활동을 함께 했던 선배로서 현재 병원을 운영하고 있다. 부인도 잘 아는 간호사 후배다. 안부 인사를 마친 선배가 말했다.

"고령화 사회에서 가정간호사 전망이 있으니 가정간호 전문간호사 자격증을 따면 어떻겠니? 와이프도 가정간호사 하고 있는데, 월급도 일반간호사보다 훨씬 많고 일주일에 삼사일만 일할 수 있으니까 좋더라."

가정간호 전문간호사 자격증을 따려면 대학원을 다녀야 시험 볼 자격이 주어진다. 나는 이미 대학원을 마쳤기 때문에 또 공부하고 싶지 않았다. 물론 다른 이유가 있었다.

"글쎄요. 저는 가정간호 전문간호사는 하고 싶지 않네요."
"왜? 잘 한번 생각해 봐."
"저는 다른 일을 하고 싶네요. 선배님이 혹시 큰 병원을 개원하게 되면 저를 투자자로 해주면 좋겠는데요?"

"허허허. 돈 많아? 그럼 얼마나 투자하게?"

선배의 허허로운 웃음소리가 전화기 너머에서 흘러나왔다.

"얼마를 원하시는데요?"

"5억 정도?"

"오케이 콜!"

단번에 선배의 말에 응답했다. 5억이든 10억이든 병원에 투자하고 경영에 참여할 수 있다면 그렇게 하고 싶다. 나의 엉뚱한 상상을 선배는 그저 가볍게 웃어넘겼을지 몰라도 나는 진심이었다. 나중에 선배가 돈벌이만이 아니라 좋은 병원을 만들고 싶다는 꿈이 있다면 투자 제안을 꼭 해 줬으면 좋겠다.

현재의 병원은 중요한 의사결정은 한 직역이 독차지하고, 간호사와 직원들의 요구는 번번이 무시되며, 시키는 일이나 하라는 식이다. 간호인력은 최소로 운영되고, 병원은 아무리 이익을 많이 내도 간호사나 직원과 나눠 가지려 하지 않는다. 쥐꼬리만 한 월급에 그저 감사하게 여기며 병원이 망하지 않는 것을 다행으로 여기라고 한다. 간호사의 목소리를 대변해야 할 간호팀장이나 간호부장도 윗사람 눈치 보기가 일상이다.

앞으로 이런 병원은 더 이상 발전하지 못할 것이다. 병원은 돈벌이만을 위한 것이 아니라 내부 고객인 직원과 외부 고객인 환자와 보호자 모두를 만족시켜야 살아남는 시대가 온다. 간호사를 비롯한 노동자들이 경영에 참여할 수 있어야 좋은 병원이 되는 시대가 올 것이다.

최근에는 유럽과 미국 등 선진국을 중심으로 기업에서 노동자들의 권리와 경영 참여를 중요하게 생각하기 시작했다. 미국에서는 노조를 방해하는 CEO와 기업에는 불이익을 주었으며, 노조가 있는 기업에는 지원금을 준다는 발표까지 있었다.

코로나 시대를 지나면서 세계는 ESG(환경, 사회, 지배구조)에 관심이 커졌다. 기업의 성과를 평가할 때 경제적 성과 이외에 사회적 가치를 중요하게 여긴다. 기업은 친환경적으로 운영해야 한다. 제품을 생산하고 유통·폐기하는 모든 과정이 사회적·환경적 영향을 고려해야 한다. 기업의 이사진 구성은 인종, 성별, 종교의 차별이 없어야 한다. 기업을 투명하게 운영해야 하며 노동자의 경영 참여를 보장해야 한다.

기업이 사회적 책임과 가치를 다해야 경영 성과도 이룰 수 있게 되었다. 선진국 기업이 변하고 있으며 시대 흐름에 따라 우리 기업도 따라가야 한다. 이제 소비자들은 기업이 사회적 기여를 얼마나 하는지, 직원들의 복지는 어떤지, 지배구조에 인종이나 성차별은 없는지를 평가하기 시작했다.

세계 기업 환경이 바뀌고 있고 우리나라 기업도 빠르게 변화하고 있다. 병원도 변하지 않으면 안 된다.

현재의 병원인증평가는 병원의 여러 업무를 중심으로 평가하고 있다. 병원인증평가 덕분에 전국의 병원이 표준화되고 병원 수준도 고르게 높아졌다. 그러나 머지않아 병원인증평가 항목에 환경, 사회, 지배구조 등이 포함될 것이다.

병원은 친환경적으로 하고 있는가? 병원에 노동조합이 있는가? 노동자들이 경영에 참여하고 있는가? 시간 외 근무가 얼마나 발생하는가? 휴게시간이 충분히 주어지는가? 환자 대비 간호사 인력이 충분한가? 직원의 의견이 제대로 수렴되고 반영되는가? 이사진 구성은 성차별이 없는가? 경영이 투명하게 운영되는가? 등이 주요 인증평가항목이 될 것이다.

정부에서도 평가 기준에 따라서 차별적 경제적 지원을 할 것이며 보여주기식 병원에는 법적으로 불이익을 줄 것이다. 병원이 사회적 책임을 다해야 살아남는 시대가 될 것이다. 똑똑한 소비자들은 높은 의료기술뿐 아니라 ESG를 병원 선택의 기준으로 삼을 것이다. 그러니 병원에 환자가 많이 찾아오고 돈도 벌기 위해서는 경영에 획기적인 변화가 필요하다.

사회적 책임과 역할을 다하는 병원을 미리 만들어 놓는다면, 많은 환자와 유능한 인력을 확보하게 될 것이다. 어떤 변화에도 흔들리지 않을 병원을 한발 앞서서 만드는 것이다.

국민의 건강을 위해서 진료하면서 직원들과 함께 꿈꾸며 즐겁고 신나게 일하는 일터를 만들 의사가 있다면 누구든지 연락해 주길 바란다. 다른 사람보다 한 발 더 깨어 있는 사람이 있다면 좋겠다. 그때를 위해 열심히 돈을 모아야겠다.

간호사가 더 이상 필요 없습니다

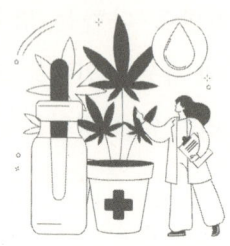

머지않아 일어날지도 모를 일을 상상해 본다.

50대 중년 여성인 미순 씨는 오늘 병원에 방문하는 날이다. 키 160cm 정도에 몸무게는 90kg이 넘는다. 그녀는 5년 전 유방암으로 오른쪽 가슴을 절제하는 수술을 받았다. 일 년 동안 항암제 치료를 받았고, 일 년에 한 번씩 추적 검사하고 있다. 오늘은 암이 다른 장기로 퍼지는 전이가 없는지 확인하기 위한 검사를 하는 날이다.

그녀는 병원 방문 전부터 한 가지 걱정이 있다. 암 전이 여부를 관찰하기 위한 조영제 CT를 촬영해야 한다. 조영제 CT 촬영을 위해서는 정맥에 굵은 바늘로 주사를 맞고, 정맥로를 통해서 조영제를 넣어서 CT 촬영을 한다. 그런데 그녀의 혈관은 보이지 않아서 간호사들이 매번 애를 먹는다.

지난번에는 열 번 정도 찔렀는데도 혈관을 찾지 못했다. 그래서 오늘 다시 시도하기로 했다. 이전에는 조영제 CT 촬영 도중 혈관이 터지면서 조영제가 피부조직으로 새서 팔이 퉁퉁 붓고 벌겋게 되어서 한참을 고생했다. 주삿바늘로 팔다리를 쑤셔대는 통에 병원을 방문하기 전부터 늘 걱정이다.

간호사들은 또 어떤가? 가슴 절개 수술을 한 오른쪽 팔에는 주사를 놓을 수 없으니 왼쪽 팔이나 다리에 주사를 해야 한다. 땀을 뻘뻘 흘리며 이 잡듯이 팔다리를 찾아보지만 혈관을 찾지 못한다. 너 댓이 붙어서 한 시간을 넘게 찾아도 헛수고다.

혈관이 없는 미순 씨는 간호사에게 괜히 미안해진다. 마음 같아서는 병원을 그만 가고 싶을 정도다.

두려움 반 걱정 반인 마음으로 주사실을 방문했다. 예전과 다르게 담당 간호사가 만면에 미소를 띠며 그녀를 맞이했다. 자신이 방문할 때마다 걱정스러운 표정을 짓고 있었는데, 담당 간호사가 오늘은 웬일로 웃는지 궁금했다.

"오늘은 걱정하지 마세요. 미순 씨 오신다는 말을 듣고 정맥 주사 로봇을 가지고 왔어요."

"어? 정맥 주사 로봇 그게 뭐예요?"

"정맥 주사 로봇은 환자의 정맥에서 주사 놓기 알맞은

혈관을 찾아서 주사해 주는 로봇이에요. 로봇의 눈에 레이저가 있는데, 환자 혈관의 굵기와 깊이, 길이를 측정해요. 로봇의 손가락은 인간의 근육과 관절, 촉각을 갖고 있어요. 로봇은 환자의 혈관에서 정맥 주사를 정확하게 찾고 안전하게 주사를 해요. 이제 미순 씨는 병원 올 때 주사 걱정은 하지 않으셔도 됩니다."

미순 씨는 '베노스(Venous)'라는 이름의 정맥 주사 로봇을 살핀다. 키는 1m 정도이며, 튼튼한 두 다리에 귀여운 외모를 갖고 있다. 눈은 갈색이며 혈관을 찾을 때는 집중하는 표정을 짓는다. 피부는 색깔 촉감 등이 자신과 비슷하다. 베노스와 악수를 하는데 기계적인 차가운 느낌은 없었으며 사람 체온처럼 따뜻했다.

미순 씨가 인사를 하니 베노스도 인사를 했다. 미순 씨가 주사 맞기 걱정된다고 하니 베노스가 "안전하게 주사할 테니 걱정하지 마세요."라고 자신을 안심시킨다. 미순 씨는 로봇과 대화하는 동안 주사 공포가 사라졌다. 자신의 마음을 토닥여 주고 위로해 주는 친절한 로봇에게 감사했다. 미순 씨는 어느새 로봇 베노스에게 친근감을 느꼈고 자기 팔을 안심하고 내어주었다.

베노스는 팔을 조이는 고무줄도 없이 단번에 주사를 놓았다. 미순 씨는 처음 경험하는 정맥 주사 로봇 덕에 앞으로는 주사 맞는 일이 전혀 두렵지 않을 것 같았다. 그러고 보니 예닐곱 명이나 되던 간호사들이 한두 명밖에 보이지 않는다. 간호사를 대신하여 로봇이 환자 곁에 서 있었고, 환자들은 로봇과 대화하거나 자신처럼 주사를 맞고 있었다. 미순 씨는 SNS에서만 보던 일을 현실로 만나니 신기하고 놀랍기만 했다.

이상은 인공지능과 로봇의 발달을 보면서 간호 로봇에 대해 상상해 본 장면이다.

현재 병원에 들어와 있는 수술 로봇은 위암, 폐암, 갑상선암, 대장암, 전립선암, 자궁암, 난소암 등을 수술한다. 외과 의사의 관절과 촉각을 가지고 있고, 큰 절개가 아닌 작은 구멍만으로 최소의 침습 수술을 한다. 최소의 절개는 통증을 줄이고 감염률을 낮추며 흉터를 남기지 않는다. 병원으로 들어온 로봇은 인간의 손과 팔목, 팔꿈치 관절을 가지고 있다. 로봇은 외과 의사와 협업하여 일한다. 외과 의사의 손 떨림이나 눈의 피로감, 지친 어깨 등의 단점이 로봇에게는 없다. 오히려 인간보다 더 좋은 시력과 더 섬세한 손기술을 갖고 있다. 이외에도 슈트처럼 생긴 외골격 로봇은 뇌졸중 환자가 걷고 재활에 도움을 준다(병원에서 외골격 로봇을 보지는 못했다). 사람의 피부와 거의 똑같은 의수와 의족은 사람의 근육과 관절을 가지고 있으며 장애인들의 대체 의수족이 되고 있다.

과학과 의료기술의 발달은 임상 현장을 많이 변화시켰다. 간호 및 병원업무의 전산화, 내시경시술 및 수술, 팍스영상, 동영상제작기술의 발달, CT MRI 등 각종 의료기기의 첨단화 등이 있다.

하지만 간호사의 힘든 일을 대신 해주는 로봇은 아직 찾아보기 힘들다. 앞으로는 간호사의 일자리를 위협할 정도로 간호업무를 혁신적으로 변화시킬 수 있는 로봇이 출현할지도 모른다.

간호가 워낙 힘든 일이라 임상을 떠나는 사람이 많다. 간호인력 부족으로 병원에 남은 사람도 악순환에 계속 시달린다. 그래서 의료산업에서는 어떻게든 부족한 간호인력을 대체할 무엇인가를 만들려고 할 것이다.

공장이 기계화되면서 노동자들이 일자리를 잃었고, 농촌의 콤바인이라는 기계가 들어오면서 도시로 떠난 인력을 대신했다. 시내버스에 토큰용 기계가 들어오면서 안내양의 일자리가 사라졌다. 몇 년 전에는 톨게이트가 전산화되면서 교통공사 톨게이트 노동자들이 일자리를 잃었다. 선별진료소는 자동화되면서 의료진이 담당하던 소독 업무가 없어졌다. 인공지능과 로봇 기술의 발달로 사람이 하던 일을 로봇이 대신하는 일이 많아졌다.

로봇이 홀로 사는 사람이나 노인을 돌본다. 식당에는 서빙 로봇이, 카페에는 커피머신 로봇이 일한다. 농촌에서는 딸기 따는 기계, 농약 치는 드론이 등장했고 유통업계는 배달하는 드론과 로봇, 무거운 짐을 운반하는 로봇, 상품분류 로봇이 사람을 대신한다. 얼마 전에는 챗GPT가 선보이면서 인공지능과 로봇에 대한 기대는 더 커졌다. 인간의 상상력은 무한대이고 그것을 현실화 시키는 것은 시간 문제인 것 같다.

간호 현장에 들어왔으면 하는 로봇을 상상해 본다. 환자의 위생관리와 침상 간호 로봇, 등 마사지 로봇, 자세 변경과 환자를 들어 올리는 일 등 몸으로 해야 하는 힘든 일을 로봇이 대신해 주면 좋겠다. 증강현실로 3D 입체 영상을 보여주면서 수술이나 치료, 병실 안내 등을 쉽게 설명해 주는 로봇도 있었으면 좋겠다.

감정 로봇이 있어서 환자의 감정을 살피고 정신간호를 한다면 어떻게 될까? 환자가 수술이 걱정된다고 하면 손을 잡아 주고 걱정스러운 표정을 지으면서 환자에게 따뜻한 위로를 건넨다. 아이돌 가수를 닮은 로봇이 환자가 아무리 오랫동안 질문을 하고 화를 내도 싫은 티도 내지 않고 친절하게 답변해 주는 것이다. 질병이나 치료과정에 대해서 간호사보다 훨씬 잘 알고 공감도 잘해 준다면 사람보다 로봇을 더 선호할 것 같다.

주사 로봇은 정맥로를 찾아줄 뿐만 아니라 환자 팔찌를 확인하여 정확한 환자 이름과 주사제를 확인한다. 잘못된 주사제라면 알람이 울린다. 간호사가 투약 오류를 발생시키는 일이란 없다.

라운딩(rounding, 회진) 로봇은 환자의 상태를 1시간마다 체크한다. 라운딩 로봇은 환자의 상태를 세심하게 관찰하는 일을 담당한다. 로봇에게 코로나 병동 같은 격리 병실을 맡긴다. 간호사는 감염 위험에 더 이상 불안해하지 않아도 된다. 밤낮으로 라운딩을 하는 로봇 덕에 간호사는 여유 있게 차도 마시고 식사도 할 수 있다. 식사를 5분 이내에 후루룩 마시는 일은 더 이상 발생하지 않는다.

간호사는 로봇을 관리하고 조작하며 프로그램을 설계하고 로봇을 개발하는 일을 하게 된다. 간호사가 꿈꾸던 좀 더 생산적인 일에 집중하게 된다. 병원에서는 이렇게 광고한다. "간호사가 더 이상 필요 없습니다. 우리 병원에서는 로봇이 환자를 간호합니다." 아직은 상상만 하는 일이지만 언젠가는 현실이 될지도 모른다. 고단함이 일상인 간호사 현실을 생각하면 하루빨리 이런 날이 왔으면 좋겠다.

손잡아 줄게

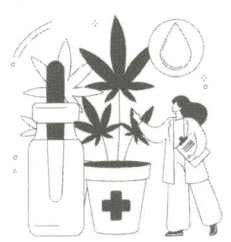

 병원에서 일하는 동안 어떤 권위 있는 자리에서 일해본 적이 없어서 잘 모르겠지만, 관리자의 입장이 되면 마냥 좋지만은 않을 것이라 여겨진다. 관리자가 해야 하는 일이 많고 신경 쓰이는 일이 많기 때문이다.

 간호사에게 관리자라면 보통은 책임간호사, 수간호사(팀장), 파트장, 간호과장, 간호부장 등이 있다. 일반 간호사라면 보통 책임간호사나 수간호사가 직속상관이라고 할 수가 있다. 특히 수간호사는 병동에서 근무하는 동안 겪는 여러 어려움을 함께 나누고 직접적인 도움을 가장 많이 받는 사람이다. 수간호사를 어떤 사람을 만나느냐에 따라 직장생활이 평탄할 수도 있고 그렇지 않을 수도 있다. 일반 직장에서와 마찬가지로 어떤 관리자를 만나느냐에 따라 직장생활의 행복과 불행을 가르는 지름길이 된다.

대학병원에서 근무할 때는 다섯 명 정도, 종합병원에서는 예닐곱 명의 수간호사를 만났다. 기억에 남는 상사가 여럿 있다. 그중 한 분은 20여 년간 친분을 이어가고 있을 정도로 삶의 많은 부분에서 가르침과 깨달음을 주신 스승이다. 또 어떤 분은 지금 생각해도 다시 만나고 싶지 않은 분도 있다.

20대에 만난 첫 상사인 수간호사는 처음엔 무척 어렵게만 느껴졌다. 그분은 부지런하셨고, 적극적이었으며 간호사 직업에 남다른 애착을 갖고 있었던 것으로 기억된다. 한 번은 병동에서 도난 사건이 있었다. 어느 날 데이를 시작한 지 얼마 되지 않아 공지 사항이 인계장에 올라왔다.

"과비(병동 회비)에 누군가 손을 댔다. 오늘 퇴근 전까지 원래의 위치에 돈을 갖다 놓아라. 오늘까지 제자리에 둔다면 책임을 묻지 않겠다."라는 안내였다.

내가 훔친 것도 아닌데 가슴이 떨려왔다. 가만히 생각해 보니 내 지갑에 있던 돈도 가끔 얼마씩인가 없어졌던 때도 있었던 것 같다. 지갑에 돈이 얼마 들었는지 정확히 기억하지 못하고 다니던 때라 '돈이 이것밖에 없었나?' 갸우뚱하고 지나치곤 했었다. 당시에 간호사들 모두

사물함을 잠그지 않았던지라 누군가 지갑에 손을 대려고 한다면 얼마든지 가능했었다.

이튿날 돈을 훔친 간호사가 생리전증후군으로 도벽이 있다는 이야기가 들렸고, 그 간호사는 당일 퇴사했다. 수간호사는 간호사의 피해를 최소화하면서 일을 처리했던 것으로 기억된다.

3교대로 근무하는 간호사들은 일명 듀티(duty, 근무표) 인생이라고 말하곤 한다. 근무 형태를 선택할 수 없는 3교대 근무 간호사에게는 수간호사가 한 달씩 짜주는 근무표에 의해서 생활이 좌지우지된다. 요즘은 컴퓨터 프로그램을 이용한다고 하지만 여전히 수간호사의 영향력이 큰 편이다.

간호사들은 매월 20일쯤 되면 다음 달에 3~4일 정도 자신이 필요한 휴무일이나 듀티를 신청할 수 있다. 필요한 근무표를 신청해도 선배들이 신청한 후에 후배는 신청할 수 있는 자격이 주어진다. 선배의 눈치를 보면서 신청해야 하고, 3개 이상 신청을 할 때는 수간호사의 허락을 받아야 한다. 신청한 날짜가 다른 사람과 겹치기라도 하면 낭패다. 누군가는 양보해야 하지만 후배가 선배에게 양보해야 하는 것은 불문율이다(요즘은 바뀌었다고 한다).

3교대 근무자의 비애라면 비애 중 하나는 업무시간조차 자기 뜻대로 선택할 수 없다는 것이다. 갑작스러운 동료의 일로 비번일 때도 불려 나가서 일해야 한다. 이미 계획에 있던 개인적인 일을 조정해야 하는 일이 허다하게 발생한다. 그러니 간호사 인생 듀티 인생이라고 말하는 것이다.

수간호사 중에는 근무표의 달인으로 간호사들이 근무 신청을 아무리 많이 해도 예술적으로 근무표가 나오게 했다. 그분은 선배와 후배 등을 고려하고, 근로기준법에 의거한 휴게시간을 다 보장하며, 대학원이나 여행 등의 일정, 경력과 업무 능력까지 고려할 정도였다. 간호사들이 불만이 없을 정도로 완벽한 근무표를 짰다.

또 다른 분은 근무표를 보면 수간호사가 어떤 간호사를 미워하고 어떤 간호사를 예뻐하는지 다 알 수 있었다. 예뻐하는 사람에게는 주말마다 휴일을 몰아주고 일명 찍힌 사람에게는 주말마다 근무하도록 했다. 마치 근무표에 분풀이라도 하는 것처럼 보였다.

간호사에게는 남들 쉴 때 쉬고, 일할 때 일하고 싶다는 작은 소망이 있다. 주말이나 공휴일, 설날이나 추석, 연말과 연시에는 가족과 함께 보내고 싶은 마음이야 다 같은 마음이다. 그런데 쉬는 날마다 일을 해야 한다면 일을 시작하기 전부터 기운이 빠진다.

일반간호사가 업무 중 실수를 했을 때 수간호사가 일반간호사를 대하는 태도에서 그 지도력이 발휘된다.

수간호사는 간호사가 실수해서 환자에게 위해를 가하지 않을까 하는 것이 가장 큰 걱정거리일 것이다. 간호사에게 가장 많은 실수는 투약 오류, 의료 처치의 오류 등이 가장 잘 드러나는 부류다.

"너 왜 그것밖에 안 되느냐?", "너 그러다 환자 죽는 꼴 보려고 그러느냐?", "너는 왜 맨날 그 모양 그 꼴이냐?" 등등 수간호사가 실수한 간호사에게 내뱉을 수 있는 말들은 무수히 많다. 일반 간호사들이 실수한 일, 잘못한 일들을 보면서 걱정이 앞설 것이다. 질책하고 야단치고 더 잘하라고 핀잔을 주고 싶은 마음이야 굴뚝같을 것이다. 그럴 때 한 박자만 쉬었다가 "괜찮다. 해결 방법을 찾아 보자."라고 말해주면 참 좋을 텐데… 질책 대신 간호사가 어디 아픈 것은 아닌지, 잠은 충분히 잤는지 살펴보고, 담당해야 하는 환자 수, 교육 정도, 조직 시스템 등을 먼저 살펴본다면 더할 나위 없이 좋을 것 같다.

일반 간호사들이 아팠을 때도 수간호사는 여간 신경 쓰이는 것이 아닐 것이다. 선별진료소에서 일할 때는 체력적으로 무척 힘들었다. 이틀 만에 다시 선별진료소에서 일하고 난 다음 날은 어지러워서 도저히 일할 수 없었다. 이전부터 선별진료소 일하는 횟수를 줄여달라고 요구했고, 선별진료소 업무 개선에 대한 여러 가지 의견을 제시했으나 묵묵부답이었다. 위에서 시키면 시키는 대로 하라는 식이어서 몸뿐 아니라 마음마저 지쳐가고 있었다. 나중에는 병원을 계속 다녀야 하나 말아야 하나 고민까지 하게 되었다. 위로는 못 해 줄지언정 "나가려면 빨리 정리하라.", "승진하려면 윗사람 말 잘 들어라."라는 말을 듣고 보니 이건 너무 아니다 싶었다. 사람이란 세 치 혀로 사람을 살릴 수도 있고 죽일 수도 있다고 생각하니 안타까웠다.

한참 전에 나온 드라마<낭만닥터 김사부>에 빠진 적이 있다. 모든 배역이 마음에 들었지만, 특히 '수쌤'이 매력 있었다. '수쌤'은 진상 보호자가 응급실에서 '보건복지부에 잘 아는 사람에게 전화하겠다'며 난동을 부릴 때 당당히 나선다. 고소·고발이 두려워 위험한 수술은 하지 않는 의사에게는 '옳다는 확신을 갖고 행동할 때 얼마나 빛이 나는지'를 일깨워 준다. '본원 사람들'이 명분도 이유도 없이 '돌담병원' 사람들을 무시하고 함부로 대할 때는 그것이 얼마나 비열한 짓인지를, 후배를 함부로 대하는 김사부에게는 '얼마나 치졸한지'를 일깨운다.

'수쌤'은 언제나 당당하다. 완전, 내 스타일!

그런데 어설피 따라 하려다 큰코다치긴 했다.

현실에서 수간호사가 드라마 속 '수쌤'처럼 나서서

해결해 주지는 못할 것이다. 그렇지만 간호사가 힘들 때 "어렵고 힘들겠지만, 우리 한번 해 봅시다. 시도해보고 이견이 있으면 조정하도록 해요. 저도 힘닿는 데까지 돕겠습니다."라는 말을 건네준다면 얼마나 좋을까. 가끔은 간호사의 등을 토닥거리며 "손잡아 줄게! 같이 가자 힘내!"라는 말을 해 준다면 참 좋겠다.

내가 그의 이름을 불러주었을 때

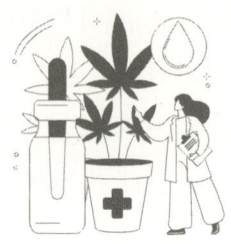

이 글을 쓰기 시작할 즈음 에세이 하나를 읽게 되었다. 내용은 본인의 이름 찾기 프로젝트, 헌혈 등의 이야기를 담고 있었는데, 소소한 일상의 소통과 느슨한 연대의 의미를 찾아가는 이야기가 잔잔한 감동을 주었다. 작가는 병원에 방문했을 때 의사가 나오는 대목에서는 '선생님'이라고 호칭했다. 그런데 간호사가 나오는 대목에서는 '간호사'라고 썼다. 그냥 간호사. '아니, 의사는 왜 선생님이지? 간호사는 왜 선생님이 아니고 간호사인 거야?'라는 생각에 책을 읽는 동안 심기가 불편했다. 좋은 책 내용과는 상관없이 책을 읽는 내내 작가가 사용하고 있는 호칭에 집중하고 있었다.

간호사들은 호칭에 민감한 편이다. 20~30년 전만

해도 '간호원'이나 '간호부'라고 부르는 사람이 많았다. 간호사라는 이름으로 호칭이 바뀐 지 얼마 안 되었으니 그럴 수 있다고 여겨졌다. 그때는 간호원과 간호사의 차이가 무엇이냐고 묻는 사람도 많았다.

호칭이 바뀐 지 30여 년이 흘렀는데 아직도 '간호사' 호칭에 인색한 경우가 있다. 간호사를 '아가씨'라고 부르는 사람이 있다. '병원에서 왜 아가씨를 찾아.' 볼멘소리는 속으로 하고, 속마음이야 어떻든 "○○○님 감사합니다. 저 아줌만데 아가씨라고 봐주시니 영광입니다. 그런데 다음에는 간호사님 또는 선생님이라고 불러주세요."라고 환자에게 응대했다. 또 어느 날은 40대의 남자 환자가 "간호원"이라고 부르는 소리를 들었다. 호칭이 변경된 지 30여 년이나 흘렀고, 간호사라는 호칭에 더 익숙할 법한 나이대임에도 '간호원'이라는 호칭을 사용하는 것을 보고 아연실색했다. 어떤 사람은 "간호사"라고 부르는데 듣기에 따라서 무시와 하대가 담겨있을 때는 불쾌했다.

환자들은 화가 나면 "의사 나오라고 해."라며 간호사를 상대로 소리를 지른다. 그런데 막상 의사가 자기 앞에 나타나면 "선생님, 선생님"하면서 굽실거린다. 환자들도 참 일관성이 없다. 환자가 되면 의사에게는 잘 보여야 하고, 간호사는 막 해도 되는 이유가 뭔지 모르겠다. 사실 환자가까이에 있는 사람은 간호사인데 말이다.

그래도 예전에 비해서 많은 사람이 "간호사님", "선생님!"이라고 부르고 있다. 최근 방영되는 의학 드라마에서는 간호사에게 선생님이라는 호칭을 사용하는 것을 보면 시대의 흐름을 반영하는 것이라 여겨진다.

직업의 호칭은 사회적 위상에 따라서 계속 변해왔다. 호칭에는 어쩌면 의식보다 의식 너머에 있는 것이 더 중요하다고 여겨진다. 무의식에 박힌 직업적 편견을 간과할 수 없다. 메스컴이나 교육, 경험, 급여나 사회적 대우 등은 무의식적으로 개인의 직업적 인식이 된다.

나이가 있는 간호사들은 간호조무사나 보조원에게 '선생님'이라고 부르기 꺼린다. 옛날 의사들이 간호사를 "○○씨", "○○양"이라고 불렀던 것처럼 간호사도 간호조무사나 보조원에게 '선생님'이라고 부르기 힘들다. 이것 역시 과거의 경험과 인식에 사로 잡혀 있다는 것을 부정할 수 없다.

나도 내가 쓴 글을 읽다가 깜짝 놀랐다. 의사에게는 선생님 소리를 잘도 쓰면서 간호사에게는 그러지 않았다.

또 병원에서 일할 때는 나이가 있는 환자나 보호자에게 '어머니' '아버님'이라고 부르곤 했다. 물론 당연히 나이가 있는 어머니 아버지뻘 되는 사람에게 불렀다. 그런데 언젠가 환자 중 한 명이 직원에게 따졌다는 이야기를 들었다. "내가 왜 네 어머니야?"라고.

병원에 환자로 방문했을 때 같은 경험을 했다. 직원이 나에게 "어머니"라고 불렀다. 속으로 '내가 왜 네 어머니야?' 무척 기분이 언짢았다. '내가 어머니라고 불릴 정도로 나이를 먹었나?'라는 생각으로 우울해지기까지 했다.

간호사 중에는 환자나 보호자에게 반말하는 사람들을 많이 보게 된다. 특히 노인들에게 반말할 때가 많다. 간호사는 친근하다는 표현인지는 모르겠지만 옆에서 듣고 있으면 무척 귀에 거슬린다.

직원들 간에는 또 어떤가? 과거에는 성까지 붙여서 "하민영 선생님" 혹은 "하민영쌔앰~"정도로 불렀다. 그런데 최근에는 간호사들끼리 "민영쌤" 이렇게 이름만 부른다. 처음엔 낯설지만, 시대의 흐름을 자연스럽게 받아들이게 된다. 하기야 요즘은 학생들이 담임 선생님께도 성은 빼고 이름에 "쌤"만 붙인다. 동료 간에 "쌤"이라고 부르는 것은 그나마 양호하다.

선배 간호사가 후배 간호사에게 "민영아" 이렇게 반말로 부르는 경우도 종종 있다. 사적인 관계에서야 뭐라고 못하지만, 직장에서만큼은 서로를 존중하는 호칭으로 불러주었으면 좋겠다. 아무리 어리고 후배라고 해도 서로를 존중하는 호칭은 사용하는 것이 좋다. 윗사람이라고 혹은 나이가 많다고 직장 내에서 반말은 삼가야 한다. 존댓말과 존칭을 사용했을 때 서로 존중하고 배려하는 마음도 생길 것이다. 다른 사람으로부터 존중받고 싶다면 스스로 존중하는 것이 필요하다.

본인이 사람들에게 자주 반말을 사용하는 사람이라면 생각해 봐야 한다. 자신이 우월하다는 것을 나타내기 위해서 상대방을 무시하며 반말을 사용한 것은 아닌지. 자신의 낮은 자존감을 감추려는 몸부림은 아닌지를.

「아무튼, 할머니」의 작가는 호칭에 대해 꼬집고 있다. 특히 여성에 대한 홀대를 지적했다. 예를 들면 유관순 열사를 '유관순 누나'로 배우고 김연경 선수에게 '우리 누나'라고 부르는 남동생들의 나라에 대해 꼬집었다. 식당에서는 직업여성에게 '이모'라고 부르는 것에 대한 문제를 제기한다. 안중근 의사는 안중근 형님이나 오빠라고 부르지 않는지? 손흥민 선수는 형이라고 하지 않는지? 친근하다 정겹다는 이유로 직업인으로서 여성은 객체가 된다는 작가의 주장은 경종을 울렸다. 특히 직업인 중·노년 여성에 대한 사회적 홀대를 지적하고 있다. 간호사도 중·노년 여성이 많아지고 있어서 작가의 주장을 한참 생각했다.

호칭에 예민한 간호사 중에는 식당에서 '이모' '아줌마'라는 호칭을 사용하지 않는다. 대신 '저기요' 이렇게 부른다. 그런데 '저기요'는 호칭도 아니다. 요즘은 벨이나 키오스크를 사용하니 직원을 불러야 하는 일도 없으니 호칭을 사용할 필요도 없다. 다행이다.

길거리나 식당에서 만나는 할머니를 '선생님'으로 부르는 것이 아직은 영 어색하다. 배우를 '배우님' 또는 '선생님'이라고 부르는 것도 마찬가지다. 유명인이나 연예인에 대한 호칭도 매우 인색하다. 배우 윤여정 선생님이나 방송인 (고)송해 선생님을 부를 때도 우리는 이름만 부르는 것을 당연하게 여긴다.

사람을 부르는 호칭에 인색한 우리는 어떻게 불리고 싶은지 상대방을 어떻게 부르는 것이 좋은지 생각해야 한다.

아주 오래된 무의식 속에 자리 잡은 직업에 대한 편견이나 나이와 성별에 대한 선입견을 모두 지울 수는 없으나 일하는 동료를 존중하고, 모든 직업을 귀하게 여기려는 의식적인 노력은 필요해 보인다.

얼마 전 식당에 갔을 때, 손님으로 온 젊은 청년이 아르바이트생으로 보이는 직원에게 "선생님"이라고 부르는 것을 보았다. 식당에서 호칭에 인색한 내 눈이 동그래졌다.

오늘은 나도 카페에 가서 음료를 주문할 때 점원을 "선생님"이라고 불러야겠다.

나이팅게일을 꿈꾸는 아들에게

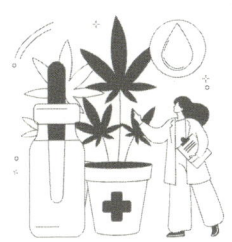

수시 원서 접수를 앞둔 어느 날, 학교에서 돌아온 딸이 말했다.

"엄마, 친구가 수시로 ○○대학 간호학과 합격할 것 같대. 그런데, 간호학과 가기 싫대."

나는 주저 없이 답했다.

"그래? 그럼 가지 말라고 해."

또 어느 날은 다른 친구 이야기를 했다.

"엄마, 다른 친구는 간호학과에 가고 싶대. 어릴 때부터 간호사가 꿈이었대."

이번에도 주저 없이 대답했다.

"그래! 그럼, 간호학과에 가라고 해. 간호학과 좋아."

이전과는 또 다른 답변에 딸이 의아해하며 물었다.

"엄마는 지난번에 친구에게는 간호학과 가지 말라고 했으면서 다른 친구에게는 왜 간호학과 가라고 해?"

"간호학과 안 가고 싶은데, 점수에 맞춰서 가려고 하는 것이잖아. 본인이 싫은데 간호학과에 가면 후회하거든. 본인이 흔쾌히 간호학과에 간다면 모를까. 간호학과에 들어간다고 해도 좋아하지 않으면 공부하기 쉽지 않아. 간호사 되어서도 많이 힘들어. 조금만 더 노력하면 자신이 원하는 데 갈 수 있을 것 같으니 조금 더 노력하라는 거야."

"그럼 다른 친구에게는 왜 가라고 하는데?"

"그 친구는 어렸을 때부터 간호사가 꿈이라고 했잖아. 간호사가 꿈이라면 간호학과에 가야지. 자신이 원하고 바라는 것을 직업으로 갖는 것이 가장 좋아. 간호사가 힘들기는 하지만 아픈 사람을 도우면서 얻는 보람이 커. 간호사는 정말 좋은 직업이야."

요즘은 코로나 때문에 학교에서 체험학습으로 진로 탐색 활동이 많이 줄었지만, 유치원과 초등학교 때부터 다양한 진로 교육이 이루어진다. 부모들이 학생들에게 자신의 직업을 소개하기도 하고, 직장에 학생들이 직접 찾아가기도 한다. 기관이나 단체에서도 직업 체험할 기회를 준다. 어린이들이 놀이처럼 다양한 직업을 즐길 수 있는 직업

놀이터 같은 곳도 있다. 책이나 영상으로도 다양한 직업을 만날 수 있다. 성격이나 관심사를 측정하는 도구를 이용하여 학생들의 직업 탐구의 방향성을 제시하기도 한다.

어릴 때부터 다양하게 진로와 직업 교육이 이루어지지만 꿈을 찾았다는 학생들은 많지 않다. 특히 고등학교 3학년이 되면 이상과 현실에서의 차이를 느끼지 않을 수 없다. 대학 진학과 함께 찾아온 직업 탐색과 진로의 방향성을 정하기 쉽지 않다. 입시 직전 아이들이란 무조건 대학 합격을 바라며 마음이 조급해지기도 한다.

"엄마, 간호학과 지원하려고 해."

한 번도 간호학의 '간'자도 꺼낸 적 없던 아들이 대학 진학을 앞두고 말을 꺼냈다. 순간 당황했다.

"간호학과는 왜 가려고 하는데?"

"괜찮을 것 같아서."

"친구 중 누가 같이 가자고 하든?"

"아니, 그냥 간호학과 가면 괜찮겠다고 생각했어." 아들은 쉽게 대답했다.

"너! 간호학과 얼마나 힘든 줄 알아? 너 외우는 것 엄청 싫어하잖아. 영어도 싫어하잖아. 의학용어가 다 영어야. 그리고 너 한 번에 여러 개를 동시에 할 수 있어? 간호사는 눈치가 빨라야 하는데… 최근에 태움도 못 들어봤어?

간호사들 간의 태움이 얼마나 심한 줄 알아? 엄마가 쓰는 글 한 번이라도 읽어봤어? 무조건 대학을 간다고 전부가 아니야. 취업이 전부가 아니야. 너의 관심사와 적성을 찾아야지. 네 꿈이 무엇인지를 찾아야지."

마무리는 아들이 정말 원하는 것이 무엇이며 꿈을 찾으라고 했지만, 결국 엄마의 직업인 간호사의 길을 가겠다는 아들을 극구 말리는 사람이 되었다.

내가 간호학과를 가게 된 계기는 고3 때 아버지가 뇌졸중으로 쓰러진 모습을 보고 간호사를 꿈꾸게 되었다. 간호사가 되면 조금이라도 아버지께 도움을 줄 수 있을 것 같았다. 언니·오빠들이 간호학과가 취업이 잘된다며 추천해 주기도 했다.

간호학과에 입학하면 해야 할 공부가 많다. 간호학과 공부는 외워야 할 공부가 대부분이다. 온종일 고등학생처럼 교실에 앉아서 공부해야 하고 수업 후에는 도서관에 가야 한다. 취업과 국가고시 준비로 해야 할 공부가 많다. 공부하기 싫은 사람도 어쩔 수 없이 공부해야 하는 시스템이다. 실습도 해야 한다. 실습 시간도 자그마치 1,000시간이다.

간호사로서 진짜 시작은 병원에 취업하는 순간부터다.

학교를 열심히 다녔다고 해도 병원에 입사하면 새롭게 공부를 다시 해야 한다. 질병을 익혀야 하고 병원에서 사용되는 수많은 의학용어를 외우고 또 외워야 한다. 약과 주사제 작용기전, 투여 방법, 부작용도 알아야 한다.

질병에 따른 처치 방법과 주의사항도 알아야 할 것이 많다. 술기가 익숙해질 때까지 연습하는 것도 잊지 않아야 한다. 해야 할 일은 늘 산더미처럼 많아서 시간이 부족하다. 학교 때 배웠던 실습 내용 중 유용한 것은 바이탈사인(vital sign, 활력징후) 밖에 없다고 느끼기까지 한다.

이론과 실제를 익혀야 하는 것은 기본이고 사람들과의 관계도 잘 맺어야 한다. 선배에게는 깍듯한 예의를 갖춰야 하고 느닷없이 날아오는 뼈 때리는 충고나 기분 나쁜 언행도 잘 참아내야 한다. 환자나 보호자에게는 친절해야 하고, 가끔 갑질하는 사람들을 만나기라도 하면 눈물을 뚝뚝 흘리는 날도 부지기수다.

직원 중에서 의사와의 관계 맺기도 만만치 않다. 좋은 의사도 많지만, 자기 잘못을 간호사에게 떠넘기거나 권위적이고 안하무인이라도 만나면 자존심 팍팍 상하는 일이 다반사다. 기타 여러 부서 직원을 하루에도 수도 없이 접촉해야 한다. 얽히고설킨 병원 내 인간관계 속에서 지치고 피곤한 자신을 지켜내야 하는 일이 수없이 많다.

3교대 근무에 체력은 소진된다. 고되게 일하고 받아 든 월급이 겨우 먹고살 정도라면 고민은 더 깊어진다.

자신이 하려는 것은 간호이지만 현실은 일에 치여 살기 일쑤다. 꿈은 막연하지만, 간호사라는 직업은 현실이 된다. 간호사가 되어서도 고민은 계속된다.

'간호사가 내 적성에 맞는지, 내 꿈은 무엇인지, 간호사는 왜 이렇게 힘든지, 수많은 질문 속에 나는 어디로 가야 하는지' 등을 고민하게 된다. 이쯤 되면 현타(현실 자각 타임)가 시작된 것이다. 이 모든 것을 견디고 이겨내야 마침내 진정한 간호사가 될 수 있다.

간호학과 진학을 고민하는 학생들이나 어려운 관문을 뚫고 간호학과에 입학한 학생들이라면 간호사가 되는 길을 충분히 알고, 직업적 특성, 자기 적성과 관심사 등 다양한 관점에서 알아봐야 한다. 무엇보다 간호사가 되기 위한 여러 어려움을 극복할 용기와 도전이 필요하다. 단지 취업이 잘된다는 이유만으로 간호학과에 진학하는 것은 험난한 길이다. 억지로 다른 사람 의견에 등 떠밀려서 시작하지 않아야 한다.

간호사가 자기 마음속에 들어찼고, 간호의 길을 선택했다면 자신의 선택에 책임을 지고 열심히 공부하고 꿈을 향해 전진하면 된다. 스티브 잡스의 말처럼 우리는 제한된 시간을 살아간다. 그러니 다른 사람의 삶을 사느라 시간을 낭비하지 말자.

꿈이라기보다 삶이지

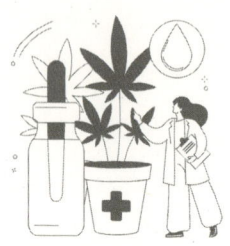

 간호사 중에는 공부하는 간호사들이 많다. 대학원에 진학하거나 병원이나 과별로 진행되는 교육에 참여한다. 미국을 비롯한 해외 간호사 면허증 취득을 위해 공부하고, 때로는 한 분야의 전문 자격증을 취득하기 위해 개인적으로 찾아서 공부하는 사람도 있다.

 대형 병원에 다니는 간호사 중에는 아마도 반 이상은 석사학위 소유자일 것이다. 주변에 지인들만 해도 10명 중 7~8명은 석사학위를 가지고 있다. 박사 학위자도 꽤 많다. 10여 년 전만 해도 박사는 대학교수가 되려는 사람들만 했다면 지금은 병원에서 승진이나 질 높은 간호와 새로운 것을 배우는 기쁨을 실현하려는 사람들인 경우이다.

 병원에서 일하는 간호사라면 자신의 관심 영역과는

상관없이 끊임없이 새로운 학습이 필요하다. 실무 영역에서 필요한 새로운 의료기술이 있고, 부서를 이동해도 새롭게 배워야 할 질병과 수술 등 의료지식과 환자에 따른 처치 및 간호 등에 대해서 배워야 한다. 간호사들은 과학과 의료기술의 발달로 계속 공부하지 않으면 변화되는 환경을 따라가기가 어렵다. 간호사는 공부하지 않으면 환자를 제대로 돌볼 수 없다. 생존을 위한 공부가 지속적으로 필요하다.

공부하는 간호사 지인 중에 우리나라 탑5에 해당하는 병원에서 30년 동안 일해 온 친구가 있다. 친구는 지방에서 올라와 서울에 있는 대학병원에서 파트장까지 올랐다. 친구가 얼마나 많이 노력했을지 보지 않아도 눈에 선하다. 간호사로서 성공을 꿈꾸는 사람들에게 조금이라도 도움이 될 것 같아서 친구와 나눴던 이야기를 전하고자 한다.

간호대학을 졸업한 친구는 국내에서 인정받는 병원에서 엑설런트(탁월한, 훌륭한) 간호사로 성장하는 것이 꿈이었다고 한다. 자신 있게 의사결정을 하고 동료들이 해결하지 못한 문제에 조언도 척척 해내는 인정받는 간호사였다.

그런데 지방에서 서울에 있는 병원에 입사하고 보니

학생 때는 생각해 보지 않았던 학연·지연의 차별과 편견이 심하게 느껴졌다. 지금도 차별이 없는 것은 아니지만, 30여 년 전에는 지금보다 훨씬 더 심했다.

아주 사소한 것에서 본교와 타교 출신의 차이가 드러났다. 졸업할 때 학교에서 주는 '나이팅게일 배지'가 있었는데, 학교마다 조금씩 달랐다. 본교 출신 간호사들은 자랑스럽게 가슴에 배지를 달고 다녔다. 그 모습은 본교생만이 갖는 자부심이었는지 모른다. 그걸 본 친구는 약간 자존심이 상했다. '왜 본교 출신 간호사만 배지를 달고 다니지? 나도 나이팅게일 배지가 있고, 나도 4년제 나온 사람인데?'라고 생각했다. 그녀는 본교 출신 간호사와는 다른 지방대 간호 배지를 가슴에 달았다.

"아마 본교 출신과 다른 배지를 단 사람은 나밖에 없었을 걸. 하하하. 약간의 오기가 있었어."

친구는 자신의 실력 때문이 아니라 학연과 지연으로 차별받는 게 싫었다. 본교 출신과 타교 출신을 구별하는 문화 때문에 더 열심히 일해서 인정받아야겠다고 마음먹었다. 지방대 나온 사람이지만 본교 출신 간호사를 이겨야겠다고 생각했다. 예를 들면 자신이 하는 기록은 누구라도 믿고 볼 수 있을 정도의 간호기록을 하려고 했고, 자신이 교육하고 말하면 환자들이 무조건 신뢰할 수 있도록 하려고 애썼다.

병원 입사 초기에 그녀는 병동에서 근무했다. 그런데 일반병동에서 일하는 사람보다 특수부서에서 일하는 사람들이 인정을 더 많이 받는 듯했다. 병동에서 3교대로 일할 때 낮에는 4명이 일하는데 밤에는 2명이 일했다. 낮보다 밤에 더 적은 인력으로 일하기 때문에 힘이 들었다. 밤에 힘들게 일을 해도 조금만 잘못하면 야단을 맞았고, 일을 잘했다 해도 욕을 안 먹는 정도였다. 병동에서 일할 때는 인정받지 못하는 것처럼 느껴졌다. 똑같이 일하고도 응급실 간호사가 더 인정받고, 만족도도 더 높아 보였다. 그녀는 4년간 병동에서 근무한 후 응급실로 부서 이동을 요청했다.

응급실로 부서 이동을 하고 보니 병동에서 했던 일은 아무것도 아닌 것처럼 느껴졌다. 병동은 한두 과의 환자를 본다면 응급실은 모든 질병의 환자를 보게 된다. 응급실에서 일하는데 모르는 게 많았고 배울 게 아주 많았다. 응급상황에 대해 어떻게 대처해야 하는지 많은 교육을 받았다. 그녀는 응급실에서 이루어지는 모든 교육에 참여했다. 처음에는 의사에게 배우기도 했지만, 나중에는 간호사가 간호사를 교육했다. 친구는 응급실 간호사 교육을 담당하게 되었으며, 본원뿐 아니라 타 병원 응급실 간호사도 교육하게 되었다. 응급실에서 일하는 동안 간호사로서 자부심과 성취감이 꽤 높아졌다.

간호사 중에는 친구처럼 대학원 공부뿐 아니라 자신이 소속되어 있는 부서에서 열심히 공부해서 자신만의 커리어를 쌓아 가는 사람들이 많다. 그 분야에서 최고가 되기 위한 간호사들의 노력이 빛을 발하기도 한다. 그러나 부서 내에서 인정받고 유능해지는 것만으로 관리자의 위치까지 오르기는 어렵다. 우리 사회가 그렇듯 간호사에게도 학위가 필요한 경우가 많다.

친구는 육아와 여러 집안 사정으로 뒤늦게 대학원에 진학했다.

"대학원 공부를 시작했을 때 남편 사업이 어려워져서 경제적으로 힘들었어. 학비를 대출받아서 시작했어. 그렇게라도 시작한 이유는 병원에서 얻지 못한 만족감을 다른 데서라도 채워야겠다고 생각했기 때문이야. 공부하면서 병원에서 얻지 못한 성취감과 해방감을 얻었어. 내가 발전하고 있다는 생각도 들었지."

그녀는 다른 사람에 비해서 늦게 대학원을 시작한 만큼 50세 이전에 석·박사를 마치려고 목표를 세웠다. 박사과정 중에 힘든 점도 있었는데 그럴 때는 '다른 사람도 다 하는데

나라고 못 하겠나. 나는 더 잘할 수 있어.'라고 생각했다. 그녀는 5학기 만에 박사과정을 마쳤고 팀장으로 승진했다.

승진에 영향을 미치는 요인으로는 아직도 학연과 지연이 영향이 있지만, 병원 내 파트장 대부분이 박사학위 소지자라고 한다. 아무래도 병원에 관리자가 되려면 공부는 필수인 것 같다. 간호대학원은 유달리 힘들기로 유명하다. 어려움을 극복하고 학업과 직장에서 성과를 거둔 친구의 이야기를 듣다 보니 현대그룹 고(故) 정주영 회장의 말이 떠오른다.

'힘듦이 강하게 만든다. 포기하지 않는 사명으로 어려움을 헤쳐 나가고, 그 어려움으로 가벼운 어려움은 고려할 거리도 안 되었다.'

친구는 현재의 위치까지 오게 된 비결을 이렇게 말했다.

"욕심이 있었던 것 같아. 인정받는 사람이었으면 좋겠다는 인정욕구. 인정욕구가 높으니 더 높은 도전을 지속했고, 어려움을 견디는 힘도 커진 것 같아. 나는 어려운 상황에도 '나는 할 수 있다'는 자존감이 높고 회복탄력성이 높은 것 같아."

어릴 때부터 부모님으로부터 항상 "세상에 네가 못할 일은 없다."라는 동기부여를 받고 자랐단다. 그래서 어떤 어려운 일도 다른 방향으로 바꾸어서 자신을 발전시킬 수 있었다고 한다.

학교 다닐 때도 늘 유머가 있고 밝았던 친구 모습이 눈에 선하게 그려진다.

친구가 현재의 자리에 있기까지는 여러 이유가 있는 것 같다. 인정받고 싶은 욕구, 어려움을 이겨나가려는 강한 의지, 새로운 일에 대한 도전정신, 부모님이 가르쳐 준 긍정적 동기부여 등등. 그중에 하나라도 따라 배우면 좋겠다.

지금은 꿈이 무엇이냐고 물었더니 "꿈이라기보다 그냥, 삶이지 뭐."라고 답했다. 후배들이 석·박사 등 학업을 계속할 수 있도록 돕고, 후배들이 성장하고 발전을 할 수 있도록 동기부여 해 주는 멘토가 되고 싶다고 한다.

꿈이 삶이고 삶이 꿈이었던 그녀에게는 아마도 공자께서 말씀하신 '학이시습지 불역열호(學而時習之 不亦說乎)' 즉, 배우고 익히는 것을 즐기며 때에 맞게 그것을 행한 것이 오늘의 그녀를 있게 한 것일지도 모르겠다.

포널스도서

- 간호사적응연구소(2023).**약물작용기전노트 1, 2**.포널스
- 김수연, 알엔지야(2023).**정맥 주사 네비게이션**.포널스
- 간호사적응연구소(2023).**포널스 임상매뉴얼 2, 3**.포널스
- 이승희(2023).**간호사 1인분만 할게요**.포널스
- 홍지수 외(2022).**크램북 벼락치기 임상간호매뉴얼**.포널스
- 간호사연구소(2022).**간호사가 말하는 간호사 자소서 쓰다**.포널스
- 간호사연구소(2022).**간호사 면접 보다**.포널스
- 간호사연구소(2022).**간호 알고리즘 2판**.포널스
- 간호사적응연구소(2022).**의학용어 알고리즘**.포널스
- 김별아(2022).**수술실 별샘 1권**.포널스
- 김별아(2022).**수술실 별샘 2권**.포널스
- 김소미(2022).**국제간호사 사우디, 조지아편**.포널스
- 권수민(2021).**간호사 바라던바다**.포널스
- 김지혜(2021).**신규 간호사 24시-오답노트-**.포널스
- 손인혜(2021).**간호부**.포널스
- 모형중, 김지현(2020).**콜라보 핵심간호술**.포널스
- 삼성서울병원 간호본부(2020).**간호사, 행복한 프리셉터 되기**.포널스
- 강윤숙 외(2019).**간호지도자론 2판**.포널스
- 김경숙(2019).**간호사라는 이름으로**.포널스
- 김나제스다, 조현(2021).**소통 국제 의학용어집**.포널스
- 김미연(2019).**국제간호사 길라잡이**.포널스
- 김민지 외(2019).**간호사 독서모임 해봤니?**.포널스
- 김보준(2019).**사막을 달리는 간호사**.포널스
- 노은지(2019).**신규 간호사 안내서**.포널스

- 모형중 외(2019).**예비간호사 수다집**.포널스
- 손지완(2022).**감정을 돌보는 간호사**.포널스
- 신에스더(2022).**간호대학 생활백서**.포널스
- 송상아(2022).**낭만 간호사**.포널스
- 전지선(2022).**슬기로운인공신장실 2권**.포널스
- 전지선(2021).**슬기로운 인공신장실생활**.포널스
- 송원경(2021).**국제간호사 두바이편**.포널스
- 정해빛나(2021).**국제간호사 미국편**.포널스
- 알엔지야(2021).**간호사 알엔지야의 병원이야기**.포널스
- 암또(2021).**암또의 임상노트 Vol 1**.포널스
- 암또(2021).**암또의 임상노트 Vol 2**.포널스
- 여상은(2021).**수간호사 어때?**.포널스
- 염진영(2021).**ARDMS 초음파사 탐구생활**.포널스
- 임진경(2021).**응급실간호사**.포널스
- 최영림(2021).**간호사,대학원 완성하기**.포널스
- 한국간호대학남자교수회(2021).**포널스 임상매뉴얼 1**.포널스
- 한동수(2021).**간호사 가이던스**.포널스
- 유세웅(2020).**아이씨유 간호사-ICU**.포널스
- 이정열(2019).**극한직업**.포널스
- 정현선(2019).**간호사가 사는 세상**.포널스
- 조원경(2019).**꿈을 간호하는 간호사**.포널스
- 장수향(2018).**뉴질랜드 간호사되기**.포널스